大都會文化
METROPOLITAN CULTURE

# 神奇的慢活療癒人生

最高の人生，從放慢腳步開始！

# 前言 為什麼放慢腳步生活會對健康有益呢？

如果有人問我：「什麼是究極的健康法呢？」我一定會毫不遲疑地回答：「放慢腳步生活。」因為我認為，「放慢腳步生活」這句話就包含了「所有的健康因素」。

但是，生活在現代社會的我們總是很忙，不只是忙到沒有時間、或總有忙不完的事而已，就連精神方面也沒辦法安定下來，總想著「真擔心那件事」、「這還真是令人煩惱啊」、「那件事讓人很不放心」……等。

你的日常生活也是這樣嗎？

・工作很忙。

・擔心身體有狀況。

- 有煩惱，心情總是無法平靜。

- 被時間追著跑，無法輕鬆慢活。

- 碰到人生瓶頸，意志消沉。

生活在現代社會人們，大都抱著「有點不安、忙碌、疲累、煩惱」等情緒在生活。你或許也認命地覺得「每天很忙碌是理所當然的」、「無法消除不安和壓力是沒辦法的事」吧。

不過，這種「現實生活上與精神上無法平靜的日常生活」實際上正是傷害健康的一大因素；和「放慢腳步生活」恰恰相反，「不安且忙碌的日常生活」會確實地侵蝕著你的身體。

支配我們身體的，是「自律神經」，這點我們在後面會有更詳細的說明，不過簡單來說，自律神經是擔任讓心臟和腸胃運作、造血、管理血管收縮等所有「無法依照自由意志運作的部分」之系統，一旦自律神經失調的話，身體的狀況就會變差，最終

導致生病。

遺憾的是，大多數人所過著的「忙碌且無法平靜的日常生活」，是一種會讓自律神經失調的生活型態，這種生活方式，會造成心臟和腸胃的功能變差、血液的品質下降、血流也會變得不順暢，結果，就是容易引起心臟和腦部的疾病、心血管疾病，以及腸胃問題等。

身心都忙碌的生活有害健康嗎？

「放慢腳步生活」對健康是很重要的嗎？

這是我想先請大家優先思考的問題，也是我在本書一開始寫上「放慢腳步生活，可以走得更遠」的意義。

如果你現在手裡正拿著這本書，打算「站著看看就好，不要買」的話，我希望你最少要記住這句話再回家。

因為這是非常重要的訊息。

## 並不是「沒有生病＝健康」

接下來讓我們從一些醫學的角度上來說明「放慢腳步生活」的重要性。

你確實知道「真正的健康狀態」是什麼嗎？

老實說這很重要。

如果有人問你：「你現在健康嗎？」你會怎麼回答呢？

如果是正在感冒的人可能會回答：「有點感冒……」

如果沒生什麼病的人可能會回答：「是的，我很健康。」

這樣的回答似乎很稀鬆平常，因為幾乎所有的人都認為「沒有生病＝健康」。但真的是如此嗎？

身為一個醫生，我認為「真正的健康」不只如此，所謂「真正的健康」是比「沒

有生病」的層次還來得高。

那麼，「真正的健康」到底是什麼狀態呢？大家應該都很好奇吧。

我認為，「真正的健康」是「優質的血液可以充分被運送到身體每個細胞」這樣的境界。

請仔細想想，所謂的「生病」不是本來就可以解釋成「血液的品質和流動變差」嗎？具體的症狀雖然會依不同的疾病而有所不同，但不管是癌症、心臟疾病、腦部疾病、高血壓、糖尿病等，這些疾病都有一個共通點──「血液的品質和流動變差」。

所以，「血液的品質和流動變差」才是「不健康」的典型模式。

而「血液循環不良」不只和疾病相關，也與日常生活的許多負面情況有著關連性。

例如人際關係。

大家應該都有對工作或人際關係感到非常生氣的經驗吧。請你回想一下當時的情形，當你非常非常生氣的時候，那樣的狀態，說起來「只是生氣」，並不是「生病」

11

——通常不會有人認為「生氣＝生病」吧？

但我就不會把這樣的狀態叫做「健康」。

這一點是很重要的。

怎麼說呢？因為在你生氣的時候，你的自律神經就會嚴重失調，而自律神經失調的話，血液就會變濃稠，流動就會變得不順暢；身體一旦記住生氣的感覺，血液的品質就會惡化，這在醫學上已有證實。

同時，因為生氣，就會產生一種緊張感，血管收縮，血流會變得不順暢。這就和水管突然變細，水的流動瞬間變差一樣。

所以，光只是「生氣」這個行為，就會造成血液品質下降、血管收縮、血流不暢等，現在你知道這是多麼「不健康」的行為了吧！這種不健康的行為逐漸累積的話，早晚會生病，那是必然的結果。

除此之外，不只是「生氣」，「不安」和「緊張」也有著同樣的影響。

我們的身體如果記住不安的感覺，自律神經就會失調，身體便會陷入緊張狀態，出現心跳加速、血管收縮、血流不順等各種症狀。

所謂的不安，並不只是心情的問題，還會以我們看得到的形式影響我們的身體。

如同日本俗諺所說「百病由心而起（病は気から）」，如果有生氣、不安和緊張等心理狀況的變化，身體就會對這些「變化」敏感而產生反應，進而使得身體越來越接近生病的狀態。

反過來說，人在安心的狀態下，血管會適度擴張，血液循環就會變得順暢。

究言之，**放慢腳步生活，便能達到最接近健康的狀態**，就是這麼一回事。

從醫學觀點而論，放慢腳步生活能幫助自律神經穩定平衡，而自律神經正常的話，血液就會流動順暢，血流如果順暢，不僅不容易生病，血液也可以充分地被運送到腦部，進而提高專注力，並使人能做出較好的判斷。

再者，時常處於冷靜的平常心狀態，情緒就比較不容易失控，也不容易引起人際

關係上的問題。

真的是好處多多啊。

為了不要生病，且讓人際關係變好、使做事的效率提高，「真正的健康狀態」就是其中的關鍵；而為了達到這樣的狀態，請一定要記得：「放慢腳步生活」。

## 自律神經掌握所有的關鍵

放慢腳步生活的話，自律神經就可協調平衡。

自律神經協調平衡的話，就不容易生病，工作效率也會提高，人際關係亦會變好。

了解了這樣的關係後，再來我就要針對自律神經做詳細解說。為什麼呢？因為自律神經正是掌握所有關鍵的重要人體系統。

之前已經講過，所謂的自律神經是指「在身體裡面，自動（自律）運作的神經」。

14

心臟和腸胃、血管的運作、流汗等這些身體自主進行的運作，都和自律神經有關。

例如，在大家面前報告時，我們多少會緊張，心裡會噗通噗通的狂跳。但這並不是因為我們想著：「讓心臟噗通噗通的跳吧！」才造成的，而是心跳自己就加速了。

原來，當我們的身體處於緊張或不安時，自律神經就會有所反應，血管會收縮，心跳會加速，這就是「心臟噗通噗通跳」的原形——是「自律神經」搞的鬼。

自律神經又分為「交感神經」和「副交感神經」，簡單來說，交感神經就好比車子的油門，副交感神經則是煞車。

剛才舉的「在大家面前報告會緊張」的例子，就是交感神經（油門）作用活絡的狀態。運動、熱烈的討論、生氣、哭泣、情緒激動時也都是如此，這些全是交感神經（油門）較活絡的狀態。

另一方面，喝茶放鬆、晚上想睡或正在睡覺時，就是副交感神經（煞車）較活絡的時候了。

積極活動 **or** 緊張不安的狀態→交感神經作用活絡

放鬆 **or** 睡覺→副交感神經作用活絡

簡單的說，可以做以上的區分。

透過以上解說，你能了解交感神經和副交感神經的不同了嗎？

## 為了製造優質的血液，一定要整頓好腸內環境

在理解了自律神經（交感神經和副交感神經）後，接下來我想要談「血液和血管」。

前面亦曾說過，「真正的健康」是「優質的血液可以充分被運送到身體每個細胞」的狀態，而進一步分析這句話便可以知道，要達到上述狀態，就必須先吻合「在體內製造優質血液」以及「血流順暢」這兩個必要條件。也就是我們接下來要談的「血液

和血管」這個主題。

你知道血液的品質是從何決定的嗎？

答案是「腸子」，血液的品質是由腸道決定的。腸內環境好、腸道活動正常的話，就可以製造出優質的血液。

腸子的功能，除了「負責食物營養素的吸收」外，同時也肩負著另一項重責大任：「決定血液的品質」。

也因此，不少美容書籍都說：「整頓好腸內環境人就會變漂亮！」從很多角度來看，這是對的。在消除便祕、把老廢物質排出的同時，血液會變乾淨，而身體所需的必要營養成分就會被運送到身體的各個角落，最後就會讓肌膚變得有光澤。

所以說，不管對健康或對美容而言，腸子都是很重要的器官。

而控制腸道運作的也是自律神經，當中，又以副交感神經的影響較大。

當副交感神經較活絡時，包含腸子等內臟各器官才會積極運作。

真正的健康

優質的血液

被輸送到身體
每個細胞

「腸道」決定
血液的品質

（為了製造出好的血液）
整頓腸內環境

強化副交感神經的作用

舉例來說，當人們激烈運動時（也就是交感神經較活絡時），應該沒有人會覺得這時「內臟正在努力運作」吧；反過來說，當飯後和睡前等身心都較為放鬆時（也就是副交感神經較活絡時），才是內臟開始積極運作的時候。

副交感神經作用活絡→腸道積極運作

腸道積極運作→血液品質提升

這個相對關係請務必牢記。

## 對血管而言，最要命的就是「太細」

談完了「整頓腸內環境，製造優質血液」的話題，接下來讓我們把話題往下推展，談談「把優質血液充分運送到身體的每個細胞」這個部分。

不管製造出來的血液品質有多好，只要無法運送到身體各個細胞的話，就不能稱做「真正的健康」。

不用說大家也知道，運送血液到細胞的是血管，而血管是藉由重複收縮和舒張，

## 自律神經的機制

☼ 交感神經→血管收縮之「戰鬥模式」／緊張感 up

|  | 收縮 | 上升 | 快速 | 緩慢 | 促進 |
|---|---|---|---|---|---|
| | ↑ | ↑ | ↑ | ↑ | ↑ |
| | 血管 | 血壓 | 心臟 | 胃腸 | 流汗 |
| | ↓ | ↓ | ↓ | ↓ | ↓ |
| | 舒張 | 下降 | 緩慢 | 活絡 | 抑制 |

☽ 副交感神經→血管舒張之「休息模式」／緊張感 down

將血液運送到身體各處。

那麼，怎樣才叫做「好的血管」呢？

簡單的說，就是「不要變得太細的血管」。這是最重要的。

想像一下水管就很容易理解了，當我們緊緊握住水管的一處，水的通道就會變細，於是水當然就很難流過；血管也是一樣，如果變成這樣的狀態，血液自然就無法被充分運送到每個細胞了。

而控制血管收縮和舒張的也是自律神經。我之所以會說「自律神經掌握所有的關鍵」就是因為如此。

血管具有在交感神經活絡時收縮，副交感神經

活絡時舒張的特性。

說到這裡，大家應該都已經懂了吧。如果副交感神經一直持續較弱的話，血管就

不會舒張，血液便只能在狹窄的範圍內勉強流動；如此一來，血壓當然會上升，血液

也無法順利被運送到每個細胞了。

不僅如此！

如果血液只能在狹窄的範圍內強迫性流動的話，便會傷害到血管內壁，使其引發

炎症，因而讓罹患血栓的風險提高。

當副交感神經活性明顯下降時，就會像這樣引起各式各樣的疾病。

## 四十歲、五十歲，絕對要「放慢腳步過生活」！

「真正的健康」是「優質的血液可以充分被運送到身體每個細胞」，不僅要能製造

優質的血液，而為了要把血液運送到身體各個角落，副交感神經也很重要。

我希望各位能確實理解這件事。

還有，接下來要講的事也同樣重要，特別是四十幾歲和五十幾歲的人，真心希望你們能繼續認真讀下去。

事實上根據我們的研究，近年來有個新發現，就是到了四十幾歲、五十幾歲時，副交感神經活性會急速下降。

這聽起來很悲哀，但卻是不爭的事實。

我們到了這個年紀，即使沒做什麼不利於健康的事，但血液品質自然就會下降，血流也變得不順暢，無法避免地便遭受到這種雙重打擊。

而且四十幾歲、五十幾歲的人，也正是肩負重任的世代，不管在家庭或是職場中都倍受壓力；換句話說，他們也是每天都生活在「副交感神經活性容易較弱的環境」中的一個世代。

考慮到這個情形，就能理解「過了五十歲便容易得到各種疾病」是一個必然的結果。看看周遭的人，你是不是也覺得五十多歲上下的人，生病的比例非常多呢。

所以，我才想在本書中提出「為了得到真正的健康，所應養成的習慣」（為了放慢腳步生活的方法）。

換句話說，就是「讓副交感神經活性上升（不要下降）的健康習慣」。

因為是和副交感神經有關的話題，所以內容會遍及各個領域。其中，和睡眠、飲食及運動等「和健康相關的話題」是一定會講到的，另外還會包含工作方法、人際關係、度假方式等「有點偏離健康的話題」。

因為自律神經會牽涉到生活的各種層面。

但是，無論是什麼層面，目標都是一致的。總之就是為了要養成讓副交感神經活性上升（不要下降）的生活習慣。

讓本書成為一個契機，請你務必再次重新審視你的生活習慣。

第一章的主題為「隨時留意『放慢腳步』，身體就會獲得改善」，介紹日常生活中那些「只要稍微留意一下即可的事情」。沒有必要大幅改變現在的生活，因為只要稍微改變一下想法，自律神經就真的可以戲劇性地獲得調整。

正因為很單純又很簡單，所以現在馬上就可以開始。

誠心的希望各位在讀完後，能真的從中學會去「稍微留意一下某些行為」。

第二章將講述關於「放慢腳步過生活，健康習慣 Plus」。當中內容的程度比第一章更高些，增加了「只要養成這些習慣，便能進一步調整好自律神經」的內容。

第三章則直搗「人際關係」。

你大部份的不安和煩惱是不是都和人際關係有關呢？

我所推薦的「放慢腳步生活」這句話中，也包含了「消除不安，能夠安心」這樣

的意思，所以絕對不能不提到人際關係的問題。

在這章裡，將告訴你至今都沒人提過的「醫生推薦的溝通術」，請各位務必參考

看看。

最後的第四章是關於「時間的運用方式」。

從醫學角度來看，真正有效率的時間運用方式是什麼呢？第四章的目的就是要傳

達其真髓。

如果因為「放慢腳步生活」而讓工作效率降低的話，就完全沒有任何意義了。我

在本書中將會告訴你，放慢腳步和工作效率降低，其實是恰恰相反的事。

實踐「放慢腳步生活」的話，會怎樣提高生產效率呢？

要怎麼做才能調節自律神經，發揮高成效呢？

我會毫不保留地介紹這些。

最後還有一點需要注意。

從第一章到第四章總共會介紹二十七個項目，但並不是說「這些全部都要實踐」。

一個也好，兩個也好，先從一些自己可以做得到的項目開始做起吧！就讓我們以「真正的健康」為目標逐步邁進就好。

此外，由於市面上也充斥著各式各樣的健康法，大家不妨活用本書，透過它，去理解各種說法：「為什麼那個方法有效呢？」、「是怎樣對身體起作用的呢？」，從中了解其中真正的含意。

希望各位閱讀完本書後，能得到「放慢腳步生活」的祕訣。

這也是「幸福快樂過完更長久人生的祕訣」。

日本順天堂大學醫學部教授　小林弘幸

# 目錄

目錄

# Chapter 1

# 隨時留意「放慢腳步」，
# 身體就會獲得改善

重要的是「稍微改變一下想法」。
沒有必要大幅度改變生活，
或是硬要實踐一些困難的健康法。
這裡說的方法很簡單、很容易，現在馬上就能學會。
知道了這些「小小的祕訣」，
現在馬上就讓你的身體恢復到良好狀態吧。

# ■ 改變早上的「一個」習慣，一整天就會改變！

為了「放慢腳步生活」，首先要注意的是早晨的生活方式。

你平常都怎麼度過早上的呢？

應該有很多人的早上除了忙還是忙，總是在手忙腳亂的情況下度過吧。

有人說，「早晨的一分鐘相當於中午的三十分鐘」，可見早上是多麼地忙碌。

但是對自律神經而言，最應該避免的生活習慣就是「慌慌張張地度過早上」。因為一起床就手忙腳亂，忙東忙西的話，交感神經就會開始活躍，副交感神經馬上就不運作了。

身體在我們睡覺時，副交感神經較為活絡，身體是以這樣的狀態迎接早晨的。好不容易經過一夜好眠，副交感神經的活性得到提升，但一到早晨就開始手忙腳亂的話，副交感神經的活性就會瞬間下降。

老實說，這是個很嚴重的問題。

早晨本來就是從「副交感神經活絡」轉換為「交感神經活絡」的時間點，就算什麼都不做，副交感神經活性也會慢慢下降，交感神經會上升。

因此，這時候就必須特別注意。

為了放慢腳步生活，「自律神經的轉換」不應太過急遽地進行，最重要的是，「讓副交感神經活絡的狀態慢慢轉變為交感神經活絡的狀態」。

聽起來好像很難，不過這裡其實僅需注意一件事：**只要悠閒地、慢慢地行動就好。**

慢慢起床、慢慢洗臉，吃早餐、刷牙、上廁所、換衣服，不管做什麼都

慢慢做，然後，邊喝咖啡，邊慢慢地看三十分鐘的報紙。

這種「近似拖拖拉拉的緩慢意識」就是讓自律神經順利切換的祕訣。

如果你總覺得「早上就是忙，沒什麼時間」，那也不用所有的動作都放慢速度做，但最少希望你能導入一個「緩慢行動」：只有刷牙慢慢刷，只有換衣服慢慢換，或是在家裡的走廊上慢慢走，什麼都可以，反正請把「放慢腳步」帶進忙碌的早晨吧。

這種「近似拖拖拉拉的緩慢意識」能讓身體恢復，使副交感神經活性上升。

當然，最理想狀況是有「悠閒緩慢的三十分鐘早晨」。不過假使做不到，只要能改變為「緩慢意識」，即使一點點也好，自律神經就會獲得調節。請一定要試試看。

## 失敗的「早晨」，帶來失敗的一天

人們常說「早晨的生活方式將會決定一整天的狀況」，這在醫學上來看

也是如此。

我們的身體在早上的時候，會從副交感神經活絡轉換為交感神經活絡，

而後的一整天，幾乎都會持續處於這樣的狀態，直到晚上，副交感神經才會

再慢慢活絡起來。雖然每天可能會有些許不同的變化，不過大致上整個流程

是這樣的。

也就是說，早上的時間手忙腳亂的話，副交感神經會瞬間被抑制，如此

一來，那一整天下來，副交感神經就可能都沒什麼機會恢復了。

而持續興奮、緊張的狀態，會讓那一整天的血流不順，當然也會變得注

意力不集中、焦躁不安、判斷力遲鈍。

為了避免度過這樣失敗的一天，「早晨的生活方式」就顯得很重要。

放慢腳步、優雅地度過早晨，讓「副交感神經活絡」的狀態慢慢地、慢慢地（真的非常緩慢地）轉換成「交感神經活絡」的狀態。

而象徵這個行為的正是「悠閒緩慢的三十分鐘早晨」（或是「早晨的緩慢意識」）。

早上的生活方式真的很重要，請務必實踐「緩慢的早晨」，跟「忙碌的早晨」說再見吧。

# ■三餐的目的，是為了「有規律的刺激腸道」

和度過早晨的方式有關，接下來，來談談關於早餐的事。

早餐，從很多角度來看都很重要，不過在本書中，將把重點放在「開啟腸子的開關」這個部分。

先前已經說過，早晨是從副交感神經活絡轉換為交感神經活絡的時間點；此外，也曾在前言中講述過，內臟（腸子）是在副交感神經活絡時才會積極運作。

如此說來，是不是表示，當我們睡覺時因為副交感神經較為活絡，所以腸子就會努力工作呢？其實不一定是這樣唷！

理由很簡單，因為睡覺時沒有「刺激」。

腸子是個很有趣的內臟器官，只要稍微給予刺激，它就會有所反應。即使在動手術時，只要輕輕敲腸子，它也會開始蠕動。

也就是說，腸子必需要有適度的刺激。在受到適度的刺激後，腸子就會開始積極工作，製造出優質的血液，再把血液運送到全身。這是其整體的運作機制。

早餐，正是一個刺激。

早餐，扮演著啟動腸子開關的角色。

所以早餐一定要吃。

# 飲食的基本原則是「適量規律」

就如同人們常說的那樣，早餐確實有「補充一整天能量」的功能。

不過，只要不是在上午就需要大量體力勞動的人，早餐其實沒有必要吃太多。

以我自己來說，雖然我從一早開始就要動好幾個手術，但我的早餐並不會因此吃得特別多。早上起床後，喝一杯水，頂多吃個香蕉、優格和一片吐司而已，然後就是實踐「悠閒緩慢的三十分鐘早晨」，慢慢喝杯咖啡。

只吃這樣，營養也很夠了。

反正，早上最重要的目標只是「吃東西」。

請特別留意這點。

現在已經有好好吃早餐的人，維持現狀就可以了；如果是沒吃早餐但吃很多午餐的人，那麼希望你能稍微改變，養成吃早餐的習慣，就算只吃一根香蕉也可以，吃點早餐，然後午餐不要吃那麼多。

為了要讓優質的血液可以運送到每個細胞，或是為了調節自律神經的平衡，**飲食的基本原則是「適量規律」**。吃早餐、午餐、晚餐這三餐，雖然也有「吸收營養」的目的，但把它想成是「為了有規律的刺激腸子」會更好。

在現今人們的飲食生活中，大部分的人可能會營養不均，但絕不會有營養不足的問題；大家真正的飲食問題，是在於「沒有採取可調整腸內環境的飲食方法」。

所以，為了開啟腸子的開關，早餐、午餐、晚餐都要有規律地吃，而替「飲食規律」打頭陣的就是早餐。

量少也沒關係，但一定要吃點什麼東西。

# 晚餐要在「睡前三小時」前吃完

談完了早餐，接下來稍微說一下晚餐吧。

你吃完晚餐後，會隔多久才睡覺呢？

生活不規律的人，常常都會半夜吃東西，而一吃完就馬上睡覺吧。

其實不用我說大家也知道，「吃完，立刻就睡」對健康很不好。

翻開市面上販售的許多健康書籍，裡頭也都寫了不少這樣做的壞處，例如，吃下去的東西會沒辦法消化，會變胖，或是會對腸胃造成負擔等。

這些壞處就醫學觀點來看都是正確的。晚餐與睡覺的時間之間，至少應間隔三個小時，讓肚子淨空比較好。

至於其理由，接下來要從自律神經的觀點來論述。

如果想過著副交感神經較為活絡的生活，最重要的就是「睡眠」。這個話題之後還會提到，不過在這裡先提出一點，那就是「吃完飯馬上睡覺」會讓睡眠品質下降，所以是個很不好的生活習慣。

## 為了要有「理想的睡眠」，進食後的三小時間隔是絕對必要的

只要一吃飯，我們體內的交感神經本就會開始活絡，再加上吃飯時又會動手動口，身體處於活躍工作的狀態，這也正是交感神經較為強勢的活動。

而吃完飯後，體內的副交感神經就會慢慢活絡，可說是「開啟了讓內臟活動的開關」吧，飯後想睡覺正是因為副交感神經活性上升所造成的。

「因為想睡了，就去睡吧」——很多人都會這麼想，所以會在這個時間點上就去睡覺。不過這樣便造成了很大的問題。

實際上，剛吃飽的時候，副交感神經的活性還不夠強，並不足以使人擁有優質的睡眠品質。

要從交感神經活絡的「吃飯時間」，轉換到副交感神經活性強度足以擁有理想睡眠品質的狀態，再怎麼樣都必須要有三個小時的時間。

另外，大家也都知道，吃下去的東西會因為太早入睡而沒有完全消化，結果在一整晚都沒有良好睡眠品質的情況下便迎來隔日早晨，不但自律神經會失調，第二天還會在胃很重的狀態下開始一整天的活動。

為了避免這樣子的情況，飯後至少要間隔三個小時再去睡覺。

這個習慣能帶來「理想的睡眠」，使得我們能在副交感神經活性很高的情況下迎接明天的到來。

# ■ 不給身體帶來負擔的飲食調整

和飲食有關的，還有一項。

在此節，將特別解說兩個飲食要點，這是四十幾歲、五十幾歲的人應該要特別注意的。

重點之一，是一定要維持「六分飽」的習慣。雖然大家常說八分飽比較好，但要知道，比那再少一點的六分飽才是剛剛好的。

再囉嗦一次，「真正的健康」是「優質的血液可以充分被運送到身體每個細胞」，也就是說，如果沒有良好的血液，什麼都不用談了。

而之前也提過，決定血液品質的是「腸子」。

年輕的時候或許還比較無所謂，但到了一定年紀後，就一定要遵守這個

鐵則：「飲食絕不能給腸子帶來負擔」。

和自己的身體打交道了幾十年，應該都有過感覺吃得太飽，「腸胃蠕動

不順」，或是「胃不舒服想吐」的感覺。

這種感覺就是身體發出的危險訊號。

事實上，在比八分飽還少一點的六分飽狀態，才是腸子最能順利運作的

狀態。

而對於四、五十歲的人來說，先前也提過，到了這個年紀，影響腸子蠕

動的副交感神經功能會迅速下降。而另一個更不幸的消息是：腸內壞菌也是

在這個年紀增加的。

腸內住著好菌和壞菌，好菌多而壞菌少情況下，腸子會正常且積極工作。

但到了四、五十歲時，原本副交感神經活性就已經較低，再加上壞菌增

加，對腸子而言真的是雙重打擊。此時，若再吃進大量食物的話，腸子的功能就會顯著降低。這個道理就連外行人也是一看就懂了吧。

所以，吃飯要吃六分飽。

不要忘記這點。

在居酒屋喝完酒後，大家常會想「去吃碗拉麵填飽肚子吧！」年輕時這樣做還沒關係，但過了四十歲以後，「別吃拉麵，空腹回家」才是正確的做法。

## 推算一日用餐內容

關於飲食的重點之二，就是「推算一日用餐內容」。

對於那些能夠遵守一天三餐、固定每餐只吃六分飽的人來說，他的飲食

是比較不會有問題的。

可是對於四、五十歲的人來說，他們往往沒辦法有效安排自己的飲食，特別是有時也不是特別想吃，但總會有些「因為應酬得去吃燒烤」、「一定要吃整份套餐」的情形。

在那樣的場合當中，如果可以說「我只吃沙拉就好……」或「我想吃六分飽就好……」，那飲食多少還能獲得控制，但實際上往往不可能這麼說。

所以，面對這種情形，就必須使用「推算一日用餐內容」的方法。

在「晚上有聚餐」、「要去吃燒烤」的這些日子裡，早餐和午餐就只吃香蕉、優格和沙拉就好，把空間留給晚餐。

不用說大家也知道，晚餐吃最多的這種的吃法，對身體很不好；但是，在無法避免的狀況下，就要先把腸胃空出來，調整好狀態才行。

對自律神經而言，規律性很重要，所以也不建議在晚餐之前什麼都不

吃，到了吃飯時間還是要吃飯，只是調整吃的量和內容就好。這點請不要忘記。

此外，還需要注意一點。

這種飲食調節的方式，僅限於一天內的飲食調整，這樣才會有效。

如果前一天晚上吃了燒烤，隔天就不吃早餐，午餐也只吃一點的話，其意義又不同了——那代表已傷害到腸胃，造成身體無法接受食物的狀態。

為了避免這種情況發生，事先規劃好飲食的調整就變得很重要，重點是要在「當天」做出調整。

我也是超喜歡吃燒烤的，每個月大約有一天會瘋狂吃肉，會吃下一公斤左右的肉；除此之外，聚餐的機會也很多，不管我再怎麼注意，晚餐的比例就是比較重。在那樣的日子裡，我會從早餐開始調整，而在聚餐時，若白飯或主食是可以剩下來的話，我會刻意剩下一半。

進行不給腸子帶來負擔的飲食調整後，身體狀況會確實變好，體重也不會一直增加，而且對工作的專注力也會有所提升。

「六分飽」和「推算一日用餐內容」，請你一定要實踐看看，只要一天，你的身體狀況就會出現改變。

# ■ 只是仰望天空，身體就能瞬間改善

接下來要介紹的是「有意識的仰望天空」。

把「仰望天空」列為健康法的其中一項，大家或許會感到一頭霧水吧。

一定會有人質疑「這和健康有什麼關係嗎？」但我必須說，絕對不能小看這個動作！

事實上，抬頭看天空，或是感受季節、天氣、大自然等行為，都會大大影響我們的身體。

請你回想一下，當你早上要去公司上班，出門前的那個瞬間，如果當時正在下雨，你一定會覺得「啊，下雨了，真討厭」吧。

不過對於像天氣好壞，風吹得舒不舒服，路邊開的花是什麼顏色、味道

等，這些自然出現在日常生活中的東西，通常很少人會去特別注意。

但是，如果我們能在那個瞬間，能感受一下大自然，覺得「今天連一片

雲都沒有啊」、「風吹來好舒服呀」、「已經是油菜花的季節了呢」……，那

麼在這個瞬間，副交感神經就會快速活絡，自律神經便能獲得調節。

只要這麼做，就能讓血液循環更加順暢，使人能在良好的狀態下展開一

整天的活動——這點已經得到實驗的證實。

**在踏出家門的瞬間，抬頭仰望天空，感受一下大自然。**

這是很細微的事，不過這些小事，真的能讓身體的狀況改變，而且只要

花五秒鐘的時間。請務必一試。

## 按下自身的「Reset」鍵

人在集中精神於某些事物時，就不大看得到周遭事物。例如工作時，精神高度集中的話，「就不會那麼在意周圍的雜音」，你一定也有這樣的經驗吧。

當然這樣的注意力集中是好的。

但是，這樣的專注力無法持續很久，人真的能集中注意力的時間頂多也只有一個半小時，超過一個小時後，再怎麼努力，專注力就是會下降。

這時，就要出去外面一下（或是到窗邊），抬頭看看天空。

「啊，今天天空好藍啊」、「風變得好冷啊」，只要這樣感受一下，自律神經就能恢復。

這種刻意放鬆，以利身體重新啟動的動作非常重要。

如果沒有將高度專注的狀態轉換，而繼續集中精神的話，那交感神經會持續維持活絡，副交感神經活性卻會漸漸下降，結果會造成血管收縮、血流不順，大腦所需的葡萄糖也就沒有辦法被運送至大腦了；之後，思考能力當然就會降低，且變得焦躁不安。在這樣的狀態下繼續工作的話，不僅對身體不好，也非常沒有效率。

所以在這種時候，一定要自己切換一下開關，抬頭看看天空吧。

## 瞬間改變選手狀態的「魔法之語」

我在學生時代玩過橄欖球，在橄欖球的比賽中，大家都會陷入異常激動的狀態，是常人無法想像的、超越常態的超激動精神狀態。在比賽前，還常

常有人因為太激動而哭出來。

不過，請試著理解。橄欖球是一種超過一百公斤巨漢的互相衝撞，就算是撞成腦震盪也不奇怪的運動。在那樣的世界裡，如果沒有這種精神狀態，會害怕到不敢參加比賽。這就是橄欖球。

但從另一方面來看，如果不能冷靜應戰的話，就沒有辦法進行一場好比賽。

橄欖球就是這樣一種「很難調整到狀況剛好」的體育競賽。

關於橄欖球比賽，我聽過這樣的故事。

以前有一位很有名的選手，叫做宿澤廣朗先生（只要是橄欖球粉絲都知道），這是他還在早稻田大學時，於學生時代發生的故事。

當年，他們和宿敵明治大學爭奪日本第一，事情是發生在決賽時的中場

休息時間裡。

要知道，在橄欖球比賽中，場邊是不會有教練的，教練可以在比賽前和休息時間時下指令，但在比賽當中，就只能在教練席上觀戰而已。

在這麼重要的中場休息時間裡，當時的早稻田教練召集所有選手圍成一個圓陣，在圓陣裡跟大家這麼說：

「各位看一下天空，能在這麼藍的天空下比賽，真的是一件很美好的事啊。」

如同教練所說的，那天是連一片雲都沒有的大晴天，湛藍的天空寬廣橫亙在冬天的天空上。

選手們聽到他的話，抬頭仰望天空，瞬間便在極度的緊張和激動狀態中，找回了一絲冷靜。

很明顯的，這是副交感神經活絡，自律神經恢復平衡的瞬間。

我也常對那些二流的運動選手建議：「**在比賽當中，抬頭仰望一下天空**」。

如果能這樣調節自律神經的話，就能瞬間冷靜，進而發揮出最佳表現。

當然，像是爭奪日本第一的橄欖球比賽那種緊張和激動，一般應該很少會出現吧。不過在日常生活當中，只要不經意的稍微的仰望一下天空，全身的血流就會變得順暢，馬上又可以讓精神再度恢復集中了。

在專注力高度集中的工作空檔時、會議進行不下去時、情緒激動時，請務必抬頭看一下天空，感受一下大自然吧。

這是一個令人出乎意料，卻不該被忽視，能實際使身體狀況獲得恢復的有效方法。

# 「1：2呼吸法」，輕鬆喚醒副交感神經

平常我們總是不斷地在呼吸，但我們幾乎很少「有意識的呼吸」。

其實，只要稍微刻意呼吸一下，就能對調節自律神經帶來很大的幫助。

在此，我要推薦「1：2呼吸法」。

做法很簡單：五秒吸氣，十秒吐氣。就這樣而已。用吸氣時間的兩倍時間慢慢吐氣，這就是「1：2呼吸法」。

關於呼吸，大家或許常聽到如「腹式呼吸很重要」、「從鼻子吸氣，從嘴巴吐氣」等方法，不過，第一步，還是請大家先從「1：2呼吸法」開始慢慢做起就可以了。

這樣的呼吸持續兩三分鐘的話，自律神經的數據就會完全不同。

在我上通告的電視節目裡，今田耕司先生也試過這種呼吸法，結果瞬間副交感神經的活性就獲得提升，血流順暢度也上升了。而在其他研究裡，也證明了「1：2呼吸法」的確可以調節自律神經的平衡。

在擔心某些事的時候、緊張的時候、生氣的時候、長時間工作而造成注意力低落等時候，刻意做做「1：2呼吸法」吧。

只要這麼做，就可以讓副交感神經的活性提升，血流變順暢，心情和身體都會比較安定。

非常簡單，請馬上實踐看看。

# 嘆氣絕不是壞事

既然提到呼吸，在此也特別講一下和其有所相關的「嘆氣」。

只要有討厭的事情發生，或是有擔心的事情時，大家都會「嗐～」地嘆氣。

常有人說「嘆氣的話幸福會溜走」，所以大家對嘆氣的印象都不太好。

不過，從醫學角度來看，嘆氣並不是不好的；相反地，我反而在很多場合都告訴大家：「請盡量嘆氣吧！」

當我們在擔心的時候，交感神經會活絡，身體會陷入一種緊張狀態，血管收縮、血流也變得不順暢。這時候，如果我們「嗐～」地嘆一口氣，這就好像是高爾夫球裡的 Recovery shot 一樣，讓我們有了救球的機會。

嘆氣有著和「1：2 呼吸法」類似的效果，能喚醒副交感神經，調節自律神經的平衡。

因為嘆氣和「**1：2 呼吸法**」有其共通點——「**刻意吐氣**」。

平常的呼吸，大都只會注意到「吸氣」這部分，比較容易忽略「吐氣」。不過「1：2 呼吸法」和「嘆氣」，都確實可以有意識的強化吐氣這個部分。

這點非常重要。

如果可以確實吐氣的話，接下來就可以確實吸氣，接著呼吸就會變深，也會變得比較緩慢。呼吸緩慢的話，副交感神經就會活絡，全身便能放鬆，血流也會變得順暢，如此，葡萄糖就可以被充分供給到腦部，思慮和情緒也會穩定下來。

嘆氣能夠製造出這樣的契機，所以盡量嘆氣吧！那絕不是壞事。

不過雖然這麼說，既然同樣是呼吸，在嘆氣的時候，最好也能想到：

「對了，這時候也來做個『1：2呼吸法』吧！」如果能夠如此，整體的狀態將能調整得更好。

工作告一段落，進入休息時間時，請記得做一下「1：2呼吸法」，就算只做兩三分鐘也好，自律神經的協調將會獲得飛躍式的改善。

# ■ 大驚奇！忙碌與慢活的奇妙關係

在這世上，忙碌的人總是特別多。

我也是每天都很忙碌，所以沒資格說別人。不過這個「忙碌」，正是打亂自律神經的主要原因，要特別小心。

尤其是四、五十歲的人，和年輕時比起來，他們的副交感神經活性下降，身體、專注力也顯著降低；另一方面，工作的質和量卻不斷增加。

所以，首先應該要想辦法把這個落差補起來，否則體力降低，工作的質和量卻增加的話，想必會很吃力。

大部分的人都會想「忙碌也是沒辦法的事」、「因為有責任在身，不得不

做」，卻沒去想任何解決的辦法，只靠意志力撐過去。

這樣身體遲早會垮掉。

到了一定的年齡後，工作的質和量都不斷增加，一定要趕快找到一個合

理的方式，以彌補這之間的落差。

## 忙碌時更該「放慢腳步」

那麼，這個落差要怎麼樣才能彌補呢？

下面就出現了一個非常有趣的狀況！

一個理所當然的答案是：「把效率提高就好。」但這樣回答的話，你一

定又會問：「那你教我要怎樣才能把效率提高啊！」

而讓我以醫生的身分（也是自律神經專家的身分）回答，我就會告訴

你：「盡可能慢慢地做。」

在忙碌時，卻說「慢慢做」？再怎麼想都會覺得是相反的兩件事。

不過，真正工作能力強的人，他們在工作時大多都是慢慢做；而嘴上老是掛著「好忙、好忙」在流汗奔走的人，他們反而沒什麼工作效率。

從醫學角度來看也是，在忙碌時，慌慌張張是最笨的行為。

要做的事本來就已經堆積如山了，如果再慌慌張張的話，交感神經會更活絡，血流不順，葡萄糖就沒辦法被供應給大腦，判斷力因此下降，情緒無法控制，造成人際關係惡化，進而無法提高效率。

這真的是惡性循環。

想要有效率地完成大量的工作，請記得最重要的一點：「忙碌時更該放**慢腳步**」。

就先從這一點開始做起吧。

66

# 英國名醫教會我的事，「放慢腳步」的極致精髓

做為「放慢腳步」的代表性做法之一，我隨時注意「字要慢慢寫」。

雖然這個世界已經逐漸電子化了，紙筆也變得不再常用，但總是有些需要寫字的場合，像是寫個筆記，或是簽名等。

這時，大家是不是不自覺地就會慌張潦草地寫呢？

無論是慢慢寫或快快寫，相差也不過幾秒（頂多差上一分鐘），那為什麼要慌張潦草地寫呢？請大家務必藉著這個機會，重新審視一下自己寫的筆記或簽名。

那種「字跡潦草的狀態」，就正是你自律神經的狀態。

字本身漂亮與否不是問題關鍵，重要的是，要慢慢地、認真地寫。

我在三十幾歲時，曾經在英國的醫院任職過，在那裡我遇到了 Mark Stringer 醫生。在聚集了全世界優秀醫生的那兒，他是一位特別優秀的醫生。

他教了我很多事情，其中一項，就是「字要慢慢地、認真地寫」。

他是一位優秀的醫生，平常非常忙碌。雖然外科醫生忙碌是理所當然的，不過他的忙碌，是所有外科醫生都一致公認「Mark 真的好忙」的程度，工作量非常大。

但即使每天都這麼忙碌，不知道為什麼，他看起來還是非常沉穩，身旁總是瀰漫著一種悠閒的氛圍。

現在想想，他一定是不管在什麼時候，都保持著自律神經的協調、副交感神經高度活絡的狀態吧。

有次，我看了他寫的病歷表，嚇了一跳。通常醫生寫的病歷表，字跡都是潦草到幾乎看不太懂的程度，不過他的病歷表不同，真的是慢慢寫，寫得

68

非常整齊。

我覺得好像窺見到他的「沉穩」背後的祕密。

之後，我也澈底執行「字慢慢寫，寫得整齊端正」的原則。

## 只要一急的話，效率就會降低

不管多忙，只要記得「字慢慢寫」，很自然地，自律神經就會協調。

而且，很不可思議地，**只要慢慢寫字，就能獲得成就感。**

即便有很多文書工作要處理，只要慢慢地、整齊地寫，就會比匆忙亂寫時更能得到「啊，完成了」的成就感。

就我的經驗來看，慌張匆忙地做事，通常也沒辦法節省多少時間；而為了節省那麼一點點時間，卻讓自律神經混亂，血液循環變差，更讓工作的效

率和專注力降低，真的很不划算。

請一定要記得：「在忙碌的時候，更要慢慢來」。

這或許只是閒聊，不過我從球場要把高爾夫球袋寄回家時，在填寫託運單的當下，都一定會刻意慢慢寫，如果有需要畫圈的地方，我也會邊在心裡說「畫～圈」，然後一邊慢慢畫，澈底執行慢慢寫的方針。

四、五十歲後，工作越來越忙碌，迫切地想「增加工作的速度」，卻往往反而會讓效率降低，再怎麼著急，現實還是無法改變。想要合理並且有醫學根據地提高效率，就必須強化副交感神經的作用。換句話說，只有先擁有「真正健康的身體」，才能提高生產效率。

在忙碌時，著急慌張只會讓你的身體更不健康，結果，就只會造成效率降低。

請絕對不要忘記這件事。

70

# ■「睡眠對健康很重要」的真正原因

副交感神經活性高（不要下降）的生活是我們的理想，而為了要達成這個目標，接下來就要來談談最重要的睡眠。

「睡眠對健康很重要」，很多人都認為這太理所當然，所以也不特別重視。

——但這是絕對不能小看的一件事！

先請問一下，你真的理解「為什麼睡眠很重要嗎」？

如果你想健康且精力十足地度過每一天，就應該要確實知道睡眠的重要性。

之前已提過，我們的身體到了四十歲以後，副交感神經的活性程度就會

急速下降。副交感神經活絡的話能讓血管擴張、血流順暢，一旦活性下降，血流當然就會變得不順暢。

在這樣的情況下，如果再加上睡眠不足，就會讓副交感神經受到更多傷害。

## 睡眠不足，會讓副交感神經一整天都活性低落

我們的身體，在進行工作或與人交談等日常活動時，交感神經較為活絡；晚上睡覺前的放鬆時刻、以及進入睡眠後，副交感神經會較為活絡。

這樣的循環，是身體自然進行的正常狀態，所以沒什麼好擔心的。

可是真正的問題在於……

所謂自律神經的最佳狀態，是交感神經和副交感神經都以高活性的狀態

而保持平衡。

所以，即使是在交感神經較為活絡的白天，副交感神經也應該要保持一定程度的活性，這樣才是理想狀態。

但是，到了四十幾歲、五十幾歲後，副交感神經的活性急速下降，所以容易陷入「只有交感神經活性強的不健康狀態」。

如果只有交感神經這個油門過度作用的話，會出現沒有辦法冷靜判斷、無法抑制情緒等影響。「年紀越大越容易生氣」——人們常說的這句話在醫學上來看是確有其事的。

另外，副交感神經功能低下會造成血管收縮，進而增加引發高血壓、腦部疾病、心臟病等疾病的可能性。「副交感神經不活絡」這件事本身就已經夠可怕了，更何況它還會引起其他各式各樣的風險，所以，為了要避免這樣的情形，睡眠就顯得比任何事都來得重要。

那麼，為什麼睡眠這麼重要呢？

答案顯而易見。**因為當你有良好的睡眠品質時，副交感神經的活性就會充分提升。**

相反地，如果睡眠不足的話（通常此時的整體狀況本就低落），副交感神經的活性會無法充分提振，而隨著隔天早晨的到來，又會再次進入交感神經作用較強的時段。這種情形，尤其對四、五十歲的人來說，是最壞的狀態。

最糟的就是「熬夜」。

在應該是副交感神經活性最強的時候（也就是晚上），不讓它運作，卻直接開始隔天的活動，這對自律神經而言是最不好的行為。

在副交感神經活性沒有充分提升的狀態下（例如熬夜熬到隔天），便開始進入交感神經活絡的時段，如此一來，就會整天都在副交感神經活性極端

低下狀態中度過。這會對腸子、血管、腦、以及精神狀態帶來不好的影響。

所以，睡眠非常重要。

請一定要確實了解「副交感神經和睡眠之間的關係」。

## 每週要有一天的「睡覺日」

身為一個醫生，我認為「睡覺也是工作之一」、「需要做計劃性的睡眠」。

一定有很多人認為：「因為工作很忙，所以只能睡少一點。」但應該要從相反的方向來思考，應該要這麼想：「為了要做好工作，充足的睡眠是必需的。」

四、五十歲這種「副交感神經活性低下的世代」，老實說不能再逞強

了。你可能會說：「睡眠不足的話只是會想睡而已。」但實際上，那是「血流變差，無法好好工作」的狀態。

不僅是為了不要生病而已，想要有精神、有效率地更好地完成工作，充足的睡眠是必要的。

理想的狀況是：每天在固定的時間睡覺，固定的時間起床，而且要確保睡足六個鐘頭左右。這不用多說大家也知道。只是在現實生活中，做不到的人很多。有很多人每天都過著深夜十二點才回家，隔天早上六點就起床的生活。

對於這樣的人，每週最少要訂一天（最好是在非假日）「充足睡眠日」。

只有這天，不加班、不去喝酒、早點回家、早早吃完飯洗完澡、不看電視到很晚，用輕鬆的心情準備睡覺。

總之，所有的行動都是為了睡覺做準備，這就是「睡覺日」。

「睡覺日」只需要一天，就可以有效調節自律神經的平衡。

這可真的是「工作之一」。

請記得，睡眠是比任何事情都重要的工作。

# 「有計劃」的「輕鬆假期」

第一章的最後，讓我們來談談「休假日」。

假日不想安排任何事，只想慵懶地度過一天——很多人都是這麼想吧。

可是，從醫學角度來看，以這樣的方式度過假日是最糟糕的，不僅不能消除疲勞，反而還會讓疲勞感增加。

說到這裡，希望各位不要誤會，我並不是說「假日也要積極地做各種活動」；在家裡慢慢地、悠閒地度過也是很好的方式，但一定要掌握一個要點：「訂立寬鬆的計劃」。

之前我曾建議過要安排一天「睡覺日」。如果能在平常日中找一天當

「睡覺日」是最好的，不過很多人都沒辦法做到吧？對於這些人，我建議

「至少在假日時，不要設鬧鐘，睡到自然醒」。

聽到這句，你一定會覺得這只是毫無計劃地度過假日吧？並不是！

訂定「不設鬧鐘睡覺」這個計劃是很重要的。

請不要認為「什麼嘛，就這樣喔」、「硬凹嘛」而小看這個計劃。

再說一次，這本書最大的目的是讓你知道「放慢腳步生活的祕訣」。

先前也說過了，在「放慢腳步的生活」裡，「安心」是不可少的。

因此，請著眼於「安心」這個字眼。

人，本來就會因為擔心「接下來不知道會怎麼樣……」，或是後悔「事

情怎麼會變成這樣……」而讓自律神經嚴重失調，交感神經的活性會猛然上

升，血管收縮，陷入一種緊張狀態。

不安和後悔，會直接給身體帶來不好的影響。

所以為了避免這樣的狀況，做好「計劃」是必要的。

在假日時，只要做「寬鬆的計劃」就好。如果你毫無計劃地度過假日，什麼都沒想就慵懶地度過一天，那麼到了晚上，當你想到：「明天開始又要上班了！」就會很懊惱的想：「啊，今天又什麼事都沒做，浪費了一整天⋯⋯」

如此一來，這個本來應該是安心、放鬆，副交感神經活絡，而身體正要慢慢進入睡眠狀態的時間裡，卻因為腦中盤旋著「討厭的心情」、「有點後悔的想法」，於是讓自律神經的平衡出現失調。

如果真的想要慵懶地度過一整天的話，在假日前一天的晚上，就要做出決定：「明天我要澈底慵懶地度過一整天！」——這點非常重要。

人，很奇妙，當我們「訂立計劃的瞬間」就會變得安心。

而且，不管這個計劃的內容是什麼，只要有完成到某種程度，就會覺得

80

「啊，太好了」而變得安心些。

所以，雖然同樣是「慵懶地度過一整天」，但對於自己來說，「有計劃性的，和預料之外的」，其感受到的心情是不同的。

想怎麼樣度過假日都沒有關係，但請一定要遵守「有計劃性地度過（即使是寬鬆的計劃也沒關係）」這個法則。

## 找出自己的「放鬆模式」

只要一切都在計劃中，那麼就算是「一整天都懶洋洋地過」也沒關係。

不過說真的，對於四、五十歲的人來說，一整天都懶洋洋的話，疲勞的感覺反而會變得更強——這點請一定要記住。

應該很多人都有過這種感覺：「年輕的時候甚至可以睡到傍晚，但年

紀大了以後就沒有辦法了」。其實，一直睡覺，或是不斷保持在懶洋洋的狀態，那都是很需要體力的。

一般而言，就算不設鬧鐘，大概也會在中午十二點前起床，此時，如果沒有後續計劃的話，結果就是讓時間慢慢流逝而已。為了不要陷入這種「沒有計劃性的懶洋洋狀態」，找到「屬於自己的放鬆模式」就很重要。

去釣魚，或是去購物，都好。只要是可以讓自己輕鬆度過，不要太過勞累的方式就好。

當然，重點也是要「有計劃地」執行。

雖然沒有必要真的列出行程表，一分一秒都照表操課，不過要有類似「傍晚四點前應該要買完東西」、「這兩個小時就享受一下做〇〇的快樂吧」，這樣的概略性計劃。

如此一來，就可以安心玩樂，也不會有額外的疲勞累積。

就我而言，我會找出一個屬於自己的能量場域，在假日的時候去晃晃。

雖說是能量場域，其實也只是一間喜歡的咖啡廳、或大樓頂樓而已，不過，

在那些地方，邊看書邊喝咖啡就是最好的放鬆模式了。不用特別測量數據，

便能感覺到副交感神經活絡起來、自律神經變得協調了。

在自己喜歡的道路上散步也可以、在公園度過下午的時光也可以、和朋

友見面聊天也可以，找一個適合你自己的放鬆模式，有計劃地執行，這就是

好好度過假日的祕訣。

# Chapter 2

## 放慢腳步過生活，
## 健康習慣Plus

為了要放慢腳步過生活，哪些生活習慣是最好的呢？
睡眠該如何？飲食要如何？運動又是怎麼樣才好？
只要改變生活上的「這一點」，你就會變得健康！
讓我用重點提示的方法來傳授祕訣吧。

# ■早晨做健檢，充分掌握身體資訊

為了要更健康，希望你能建立一個習慣——「早晨的健康檢查」。

想要維持健康，就必須「掌握自己的狀態」。這點非常重要。

「現在自己的身體是什麼狀態呢？」、「有沒有哪裡出現什麼警訊？」，

像這樣確認自己身體的訊息，正是所有健康法的起點。

只是，雖然人人都知道「健康檢查很重要」，可是卻不知道「什麼時候做檢查」、「做什麼檢查」吧！這是很多人共同的疑問。

的確，這點真的很讓人為難，健康檢查如果做得太細，那還真是沒完沒了。

所以這裡特別只列舉「早上一定要檢查的四個項目」。

# 1. 你感到非常疲倦嗎？

只要能做好這四項檢查，大致就沒問題了。

第一個檢查項目是：「你感到非常疲倦嗎？」

你應該也有過早上起來時，突然感到「好累，爬不起來」的經驗吧。如果是這樣，那這一天你就要在此項目上打勾。

不過這裡有一點要先說明，並不是「只要打勾就代表生病」。

另外，如果有火燒心、肚子不舒服、頭暈等症狀，也要打勾。

這個「早晨的健康檢查」有兩個目的。

第一個目的，是知道「自己的狀態」。

每天確認的話，就會注意到「累了、不舒服、頭暈」等症狀是每天都會

改變的。就算同樣是「累了」，也有症狀輕重的不同，自己知道程度的差異
是很重要的。

第二個目的，是可以掌握到「生病的訊息」。

老實說，到了四、五十歲後，每隔幾天就會有「非常累，累到爬不
起來」、「有點頭暈」等症狀出現，和十幾、二十幾歲時的身體狀況是不一
樣的。

所以，即使「在這個項目上打勾」，也不用馬上就擔心起來；就算連續
一兩天都打勾了，只要第三天情況有所改善，那也就不算是有什麼大問題。

可是，如果「累到爬不起來」、「火燒心」、「頭暈」等症狀持續五天以
上，那就可能是某種生病的警訊了。

如果有這種情形的話，請儘快在一個星期內去趟醫院吧。

請給自己定下一個規則：**「連續五天以上有問題的話，一定要在一星期**

內去看醫生」。這點也很重要。

不過，我也可以斷言，**即使是去醫院，大概也有95％的機率是不會診斷出什麼毛病的**。如果只是在早晨健檢中連續五天有問題的話，通常是不會檢驗出什麼大病的。

不過，即使如此，如果真的發生這樣的狀況，還是得去醫院，這點非常重要。

理由很簡單，因為這樣可以讓人安心。

想要實踐「放慢腳步過生活」，最重要的，就是「安心」。

如果日常生活中存有「不安」的話，自律神經當然就會混亂，進而使工作效率低落，嚴重的甚至還會引發疾病。

所以，當「早晨健檢」中有五天有問題時，由於95％的可能都不是生病，因此請不要害怕，去醫院讓自己「安心」吧。

再者，如果真的遇到那 5％的可能性，因為是早期發現病症，當然也算是幸運了。

以現在的醫學技術而言，只要能早期發現，幾乎大部分的疾病都可以治癒。

無論如何，只要在早晨的健康檢查裡，連續五天有問題的話，就要在一個星期內去醫院──請務必遵守這個習慣（或是規則）。

## 2. 檢查「尿液和大便」

第二個檢查項目是「檢查尿液和大便」。要檢查早晨第一泡尿和大便。

首先，檢查尿液的顏色。要注意和平常的尿液比起來，顏色是不是濃很多？有沒有血滲在裡面？

雖然尿液的顏色每天都會有一些微妙的變化，不過如果連續五天的顏色都很濃的話，就可能是生病的前兆。

還有，也要注意排尿的方式。

如果是一口氣順利排出的話，那就沒有問題；但如果是斷斷續續的，沒辦法一次全部排出的話，就可能是生了某種病。

接著，要檢查糞便。先看顏色，確認是不是非常黑。

另外，也一定要檢查是否有成形。有時候是軟便，有時候是硬便，都沒關係，不過如果是沒有成形，接近腹瀉狀態的那種，則姑且先判定可能有問題。

這也和先前相同，如果只有一天有問題的話，請不用太在意；但如果是持續五天以上，就要去醫院做檢查了。

還有，如果是反覆便祕或腹瀉的人，也請到醫院檢查一下比較好。有很

多原因會造成便祕，但如果是反覆便祕和腹瀉的話，就有可能是大腸癌，為

了以防萬一，一定要到醫院檢查。

關於尿液和糞便，大概檢查這幾項就可以了。

## 3. 有食慾嗎？

第三個檢查項目是「食慾」。

這其實很簡單，只是單純確認自己有沒有食慾而已。

在第一章中，我們也講過「早餐一定要吃」，在這個前提下，確認有沒

有食慾就成了一件很重要的事。

有時候，的確也可能出現連續一、兩天「沒有食慾的日子」，但這樣的

狀況如果持續五天以上，那就真的有問題了。

## 4. 量體重

最後一項檢查項目是「體重」。

大家都知道隨著年齡增長，基礎代謝率下降，會變得比較容易發胖。所以不論如何，一天一次，每天在固定的時間量一次體重很重要。

想要減肥的人當然需要量體重，但一般的人，也應該把量體重當做是健康檢查，確實掌握自己的體重。

**關於體重，重點在於應維持不增、也不減。**

如果沒有什麼特別因素（或想不到什麼特別的原因），體重卻一直下降的話，就是有問題了。

一般來說，依照每個人的體重狀況而有所出入，但基本上，只要進行腸

道調理的減肥方式，大概都可以減少個五公斤；可是如果體重減少超過五公斤以上的話，就表示身體出了些問題。所以如果有出現這個徵兆，就應該去看醫生了。

以上是每天早上要檢查的四個項目。

這麼簡單，馬上就開始做吧。

# ■人為什麼不想去看醫生呢？

這一節要講的可能和健康習慣比較沒有關係，想稍微談談「和醫生的相處模式」。

各位平常和醫生是怎樣相處的呢？

大部分的人都是在「身體狀況不好」、「感冒發燒」時，才會到附近的醫院看醫生、拿藥，一旦症狀紓解了，相處關係也就跟著結束。大家都是這樣和醫生相處的吧。

可是，我認為有必要稍微刻意改變一下「和醫生的關係」。

大約在三十年前，大部分的鄉鎮都會有所謂的「小鎮醫生」，這位醫生

從小孩到大人，每個人他都認識，也掌握了每個家庭的成員和病歷。

這種「和醫生的親近感」和現在完全不一樣。

當然，這種親近感現在已經很難再現，但即使如此，應該還是要試著去稍微改善和醫生之間的相處關係。

回顧上一節我們提到的「早晨健檢」，假如你已經「連續四、五天有點頭暈」，雖然沒有嚴重到無法上班，但身體就是一直不太舒服——這絕對是很稀鬆平常的案例——在這樣的狀態下，你會馬上有「去看醫生吧」這樣子的念頭嗎？

就我的經驗而言，很少人會覺得醫生就近在身邊，大家還是會想說「有點麻煩」、「要去哪家醫院好呢……」等，就一直拖著不去，這種人占絕大多數。

不過，如果這時候身邊有一位感覺很親近的醫生，或許就會比較輕鬆地

認為：「去給○○醫生看一下吧！」

這種輕鬆的感覺很重要。

上一節也曾說過，雖然身體連續多天出現狀況，但去醫院檢查時，會驗出嚴重疾病的機率頂多只有 5％，大部分的情況，都是很輕鬆的告訴你說：「沒什麼大問題，看起來可能是太累了，加班要適可而止，大概一個星期不要喝酒。」然後診療就結束了。

這樣的安心感，正是「小鎮醫生」所能給予我們的。

只要從信賴的醫生口中聽到「沒問題」，我們就能真的放心。然後，只要放心了，就算身體有點疲累，副交感神經的活性還是能夠提升，使得身體狀況與心情也能變好。

無論醫學再怎麼進步，如果遠離了「能讓自己安心的人事物」，任何的效果都會減半。

## 沒有去看醫生的原因

之前曾提過，在「早晨健檢」時如果連續五天發現問題的話，就一定要在一星期內去看醫生——這個規則很重要。

這個規則真的非常重要。

可是實際上，閱讀這本書的人，有多少人會遵守這個規則呢？

如果只是「早晨健檢」的話，可能有很多人會做；但令我擔心的是，應該很少人會遵守「連續五天發現問題時，要馬上去看醫生」這個規則吧。

我這樣說，或許會讓人覺得時代錯亂，不過正因為大部分的現代人都太過忙碌，過著「副交感神經功能低落的日常生活」，所以更要刻意去醫院「認識一個熟悉的醫生」。這是很重要的，我真的這麼認為。

事實上，這是非常困難的事。

為什麼大家普遍都不去看醫生呢？

我問了很多人不去看醫生的理由，大部分的人都會這麼回答：「因為

忙。」

確實，這也是事實。

可是這個「很忙」的理由，多半也只是個方便回答的藉口，真正的原因

常常是**「在心底深處很害怕看醫生」**。

「萬一真的檢查出了什麼大病該怎麼辦……」因為先有了這樣的想法，

所以就遲遲無法去看醫生。

我非常能了解這種心情。

因為實際上工作真的很忙，再加上「也不是真的痛到不行」、「也不是無

法工作」等理由，結果就讓問題這麼一直拖下去。

你是不是也會這樣呢？

可是，這是錯的！

理由有兩個。

第一，在疾病的症狀當中，「疼痛」本來就是很後期才會出現的，「因為覺得痛，所以才去做檢查」、「因為發燒了，所以才去看醫生」，這樣的話，可能已經太遲了。

在疼痛出現前，身體一定會先發出某些警訊，這些在「早晨健檢」中便可以被觀察到。

但如果忽略或是故意忽視這些警訊，等到「疼痛」出現時才處理，那可真是只有壞處而沒有好處。

很多患者，都是等到疼痛出現才來找我，他們都會異口同聲地說：「如果早點來就好了。」

所以，我希望至少你不要犯同樣的錯誤。

第二個原因是，一直不去看醫生，其實「只是把不安暫時往後延」，實際上根本一無是處。

我懂得人們害怕看醫生的心情，也能理解「如果檢查出嚴重毛病該怎麼辦？」的不安情緒——我每天都和這些患者打交道。

但是，與其把不安暫時往後延，還不如去一趟醫院好讓自己放心。

醫院是一個雖然「在去之前會不安」，但「去了之後可以安心」的地方。

如果在看了醫生之後，不安感反而增加的話，那下次不要去那間醫院，改去別家就好了。

四、五十歲的人容易發病，生活又忙，無論在社會中或在家庭裡都是「不可或缺的存在」；所以，不可以「沒時間去醫院」，而應該要養成「定期去醫院，安心後再努力工作」的意識、想法、以及習慣。

現在開始還不遲。為了要讓每天都能安心，請務必要確保身邊有一位熟悉的醫生。

那位醫生一定能為你帶來安心的生活。

# ■日常生活裡需要的是「調節運動」

想要健康的話，適度的運動是必要的。這不用醫生講，不管是誰都知道吧。

不過在這裡，我要講得更深入些，要談談運動有哪些種類、以及效果。

「運動」這個詞，依其目的可大致分為三類，即「訓練」、「調節」、「保養」。

由於我有在負責指導許多一流運動員及其訓練，所以對於這三類的區別有著非常明確的區分，因為這三類不管是做法還是目的都有所不同。

首先，先從一般人對運動的印象最為相近的「訓練運動」開始說明吧。

神奇的慢活療癒人生

這個類別也可以換個說法，即「肌力訓練」。

簡單來說，**為了強化自己的身體，如強化肌力和持久力等而做的運動，就是「訓練運動」。**

去健身房時，如果看到有人在舉很重的槓鈴，那就是最純然的「訓練運動」；而在皇居外跑步的人當中，有些人會準確地計算時間，朝自己的目標邁進，這也算是「訓練運動」的一種。

接著，**所謂的「調節運動」是為了調整自己身體狀態所做的運動。**

因為這種運動不會帶給身體超越現有極限的壓力，所以身體也不會因此變強壯。就如同文字所敘述，只是把狀態調節好，以便能夠發揮出自己最好的表現。

足球選手不會在比賽前一天奮力跑步，棒球投手不會在站上投手丘的前

104

一天練投兩百球，那是因為在比賽前一天，並不需要「訓練運動」（肌力訓練）。此時他們需要的，不用說也知道，是「調節運動」──要調整好身體的狀態，為最好的表現做準備。

最後，「保養運動」是為了讓因為受傷等原因而變弱的部分慢慢修復而做的運動。如果說「訓練」是從零開始往上加的運動，那麼「保養」就是從負開始設法回歸到零的運動。

到目前為止，各位了解「訓練」、「調節」、「保養」這三者之間的不同了嗎？

# 「慢慢地、刻意地、有節奏地」走路

為了「放慢腳步過生活」，在本書中我建議的運動是「調節運動」。

有一點必須要先澄清，對於那些平日就有在跑步、或是去健身房運動的人，也就是如果你原本就有在做「訓練」的話，繼續下去也是可以的。

不過，對於那些平常就幾乎沒有在運動的人來說，請以「調節狀態」為目的，把一些簡單的運動帶到日常生活裡吧。

在這個前提下，**最適合的就是健走。**

走路這件事，不會給身體帶來什麼負擔，而且對調節自律神經也很有幫助。走路時「噠、噠、噠」的節奏，也可以帶給自律神經調節的效果。

如果走得非常快、以接近訓練的那種步調來走，可以讓交感神經活絡起

106

來；而如果是慢慢地、有節奏地走，則會讓副交感神經活性提升。

除了「慢慢地、有節奏地」走之外，並不需要其他什麼特別的「走法」。

不過有一點希望大家能注意，那就是「有意識地走」。

因為這裡所說的健走，其目的既不是肌力訓練、也不是減肥，只不過是為了要調節自律神經，讓血流順暢，以恢復原本的健康狀態。

因此，請一邊確實「想著這個目的」，一邊走路。

這樣的「意識」，有著出乎意料的重要性。

常聽人家說，在做肌力訓練時，「一邊想著要訓練的地方一邊做，效果就會提升」。自律神經也是如此。

只要想著「**我現在是為了調節自律神經而走的**」、「**穩定心情、放鬆、活化副交感神經**」，效果就會提升。

從意識存在的當下開始，自律神經就會展開調節。「意識和自律神經」

正是這樣緊密相連的。

既然同樣是走路，那就「有意識地走」吧！請務必不要忘了這一點。

## 「樓梯日」也很有效

說到運動，大家很容易聯想到的是穿著運動服、換上運動鞋、做幾十分鐘的伸展操……。不過這裡所建議的健走，其實是非常簡便的。

在上班或回家的途中，「不搭乘手扶梯、電梯」這樣的方式也可以。只是為了調節狀態，不需要太多的幹勁。在走到車站的路上，一邊想著「調節狀態」、「活化副交感神經」，一邊慢慢地、有節奏地走就可以了。

然後，盡可能不要搭手扶梯，走樓梯——這也是一個非常推薦的做法。

如果覺得全程都走樓梯會很累的話，那也可以換個方式，例如「只有這

一段走樓梯」，或是「把星期二和星期四訂為『樓梯日』」。

又或者，在回家途中提前一站下車，然後走回家——這個方法也不錯。

無論如何，目的只是要調節狀態而已，所以在不會給身體造成負擔的範圍內持續進行，這點是比較重要的。

只要能養成這樣的習慣，就會神清氣爽。衷心希望你也能把這些習慣帶進你的生活中。

# ■ 改變一切的「笑臉魔法」

大家是不是常聽到「笑可以治百病」、「只要有意保持笑容，就能遠離癌症」等說法呢。

事實上，這些說法是真的。

笑容確實會影響身體內部，有緩和病狀的效果。科學實驗已經證實，只要保持笑容，副交感神經就會活絡，淋巴球也會活性化，只是這樣便可以提高免疫力。

而且更有趣的是，不是「真心的笑容」也沒關係，「假笑」也有同樣的效果。

## 自律神經的狀態是會傳染的

笑容影響的範圍不僅是自己，也會給周遭的人帶來很大的影響。

副交感神經活化──這種有意識的行為，是最為重要的！

就算無法發自內心的笑，但也應該要刻意做出「像是在笑的表情」，讓

「嘴角上揚」這個行為是一個開關，身體會先開始反應，然後自律神經便會進行調節。**最重要的，是要有著「打開開關」這樣的念頭。**

交感神經也會因此變得活絡。

嘴角，做出「像是在笑的表情」。只要這麼做，自律神經就會有所反應，副

為活絡，使得血流不順；此時，即便不想這麼做，但也請試著強迫自己揚起

假設現在有件討厭的事情讓你焦躁、心情沮喪，交感神經當然也就會較

我身為一個醫生，非常重視「沒事的（大丈夫）」這個詞彙。可能的話，我會盡力帶著笑容告訴我的病患說：「沒事的唷。」

每當病患進來時，我總是笑臉以對，並盡可能以沉穩恬靜的氛圍迎接病患。

如果在病患進診療室的瞬間，看到我擺著很嚴肅的臉，病患就會緊張，反而使得交感神經瞬間活絡。病患是來找我治病的，如果因為看到我可怕的臉而讓血流不順，那不就造成反效果了嘛！

所以，我隨時提醒自己要保持笑容，一方面當然是為了要使自己的自律神經獲得協調，另一方面，也是為了要讓對方的自律神經得以協調。就像這樣，**自律神經的狀態是會傳染的**。

如果有某個人正在生氣、正在大爆走，那種緊張感便會傳染到周遭，導致周圍的人交感神經跟著活絡起來。只要有那麼一個人存在，整個團隊的工

作效率就會降低，所以容易使旁人緊張的人（特別是上司和領導者），就更有必要刻意裝出笑容。

不管是在運動時或是在工作中，大家都常說「團隊合作很重要」、「公司最自豪的就是職場的氛圍很好」，這在醫學上來看是正確的。如果你帶著笑容，使得副交感神經的活性提升，周圍的人就會跟著被傳染，而整個團體也就更容易有優異的表現。

擔任團隊的經理或是企劃的領導者，請務必要記住：「**自律神經的狀態是會傳染的，而這也會反映到結果**」。所以，為了要發揮自己的能力，保持「笑容」（即便只是假笑）就更為必要了。

「笑容」是當然的；但如果想提高整體團體的表現，保持「笑容」（即便只是假笑）就更為必要了。

馬上照照鏡子，做出嘴角上揚的表情吧。

# ■嚼口香糖，調節自律神經的奇特妙方

想要輕鬆調節自律神經的平衡，還有一個令人出乎意料的有效方法——

「嚼口香糖」。

實驗證明，嚼口香糖可以讓副交感神經活絡，能夠放鬆心情。有些運動選手常常在比賽中嚼口香糖，那絕不是在耍帥，而是為了放鬆、並適度集中精神的方法。

嚼口香糖（咀嚼）這個動作，可以讓大腦的活動更加活化，而且咀嚼時的節奏能帶給自律神經很好的影響。

先前曾說過，健走時「噠、噠、噠」的走路節奏可以讓副交感神經活

絡，而嚼口香糖這個動作也有著類似的效果。

「只是反覆做單純的動作，不知道為什麼心情就會變好，集中力也會適當的提升」——我想很多人都有過這樣的經驗吧。

這種狀態，正是「交感神經高度活絡，而副交感神經也維持在一定活性程度」的狀態，是最理想的自律神經平衡狀態。

有些職場或職業不能一邊嚼口香糖一邊工作，不過如果能夠養成習慣，在休息時間的五分鐘內嚼個口香糖，自律神經的狀態就會確實變好。

如果你想在休息時間抽菸的話，我建議不如做做「1：2 呼吸法」和「嚼口香糖」。只要這樣稍微放鬆一下，工作效率就會大大提升，情緒也會更加穩定。

# ■ 喝水，這樣才正確！

這節要推薦大家養成的習慣是：「每天『有意識地』喝一‧五公升的水」。

人體每天原本就需要補充約三～四公升的水分，不過，這個量是包含了從食物中攝取的水分；扣除該部分，作為「飲料」喝的水大概只要一半就好，也就是一‧五公升的水。

尤其在夏天，因為有可能會中暑，所以必須注意不要脫水，對自律神經而言，脫水症狀是大忌。出現脫水症狀的話，副交感神經的活性便會下降，血液流動不順，進而對身體造成各式各樣不好的影響。

116

被輸送到每個細胞」，然後一邊喝水。僅只如此，效果便會提升。

真的是很不可思議，自律神經就是這樣和「人的意識」緊密相連著。

所以我才會呼籲要養成「每天『有意識地』喝一・五公升的水」這樣的習慣。

在先前談到「1：2 呼吸法」時也有說到，不管是呼吸、還是喝水，只要是「有意識地」做，就能更有效地強化副交感神經的作用。

在你覺得「緊張」、「激動」、「情緒化」等時候，也就是交感神經過於活絡時，請一邊想像著水分流遍全身，一邊拿杯水慢慢地喝。只要做這個動作，就能有效改善你的身體狀態，請一定要試試看。

# ■「只整理一個地方」，
# 每天十五分鐘的神奇改變

「如果桌子周圍整理得乾淨整齊，心情就會比較平靜」——相信大家應該都有過這種感覺吧。事實上，整理確實能提升副交感神經的活性，具有讓心情平靜的效果。

你的桌子有整理乾淨嗎？

應該有很多人的桌子都是雜亂無章的吧。

雖然如此，在這裡我也不鼓勵大家要做到「徹底整理」；我的建議是：

養成習慣，在結束工作回家前，「只整理一個地方」。

重點是「只要一個地方」。

真的只要一個地方就好。

## 整理，是調節自律神經

本來嘛，這個習慣的目的就不是為了把自己周邊的環境整理乾淨，而是為了要調節自律神經。

工作了一整天，我們的交感神經當然會非常活絡，而從傍晚到晚上這段期間，照理說應該是轉換為副交感神經較為活絡的階段。但隨著年齡的增長，就會面對「副交感神經活性不易提升」的狀況。

這樣的話，身體就會在無法恢復（副交感神經活性低落）的狀況下進入夜晚，結果疲勞還沒有完全消除，隔天就又緊接著到來——如此便開始了惡

性循環。

所以，我要在這裡建議：「回家前只整理一個地方」這個方法。

最多花十五分鐘的時間整理就好。今天整理第一個抽屜，明天整理第二個抽屜，後天整理桌上的筆筒。就像這樣，真的只要整理一個地方就好。

如果花了三十分鐘以上整理，那明顯就是整理過頭了。

市面上有些「整理書」會告訴大家說：「要趁想做的時候一次全部做完」。可是，如果是為了要調節自律神經的話，每天只整理一點點會比較有效。

原則上，**整理是「調節自律神經的開關」**，就只是為了這個目的而已。請不要忘了這個原則，而太過認真整理。

如果真的太認真整理的話，就會不斷想到「那邊也要整理」、「那邊好髒」、「這個櫃子也好久沒整理了」等「非做不可的事」。在這個瞬間，交感

神經就會活絡，自律神經也開始混亂，會製造出一種「這也要做、那也要做」的不安狀態，給身體帶來不好的影響。

這樣可就本末倒置了。

所以，只要抱著「沉澱一整天下來的工作情緒」這樣的心情，整理十五分鐘，也就夠了。

更進一步的說，就算只是把錢包裡的東西全部拿出來，好好整理後再放回去——只是這樣也可以讓副交感神經活性提升。

總之，請一定要養成在傍晚時做這些動作的習慣。

從前就常有人這麼講，他們說日本人不慣於公私分明，即使工作已經結束，卻總還是無法從工作模式中跳脫。

這就是副交感神經活性無法提升的原因。

這樣的民族性和文化、生活習慣或許沒辦法一下子改變，那麼最適合的

方法就是先養成「回家前只整理一個地方」的習慣吧。

這應該是最好，也是最合適的恢復方式了。

# ■極致健康法：「切斷惡性連鎖，創造良性連鎖」

第二章到目前為止，講述了關於睡眠、飲食和健康檢查等基本的生活習慣。

而在這章的最後，我想要稍微提一下我所提倡的「極致健康法」。事實上，這是非常重要的觀點。

如果從結論說起的話，我認為極致的健康法就是：「切斷惡性連鎖，創造良性連鎖」。

這個「連鎖關係」的概念才正是維持健康不可或缺的要素。

例如，這本書中曾講述過「睡眠」這個主題，各位如果看過那部分，在了解其內容後，應該就會覺得：「品質良好的睡眠有這麼好的效果，我應該要這麼做才對！」

而關於飲食也是，讀過本書後，應該可以確實學到「健康的飲食方法」以及「對於飲食的正確知識」吧。

可是接下來才是問題。

關於睡眠和飲食，只要「遵照本書的健康法」加以實踐，確實就能變健康。這是無庸置疑的。

可是在此，**請你真實地、誠實地重新審視一下自己日常生活**。雖然你已經閱讀了本書，可是你真的會一年三百六十五天，每天都有充足的睡眠，每天都採取理想的飲食方式嗎？

老實說這是不可能的。

只要你（當然我也是）過著普通的生活，一定都會有幾天睡眠不足，也

一定會有幾天吃得太多。

這才是日常生活。

也正是因為我們偶爾會出現這些睡眠不足和吃太多的情況，自律神經才

會混亂，引起身體上和精神上等各式各樣的問題，進而對工作、家庭和人際

關係上產生不好的影響，讓不安和煩惱增多。

就現實面來看，這是無法避免的。

不過，在這樣的情況下，我更希望你能想到「極致健康法」：

**要怎麼樣才能切斷惡性連鎖，創造良性連鎖呢？**

想想這點，設法「讓自己的身體獲得恢復」或是「重新創造良性連

鎖」，這才是最重要的健康意識。

# 每一個健康法並非各自獨立！

到目前為止，我講述了「睡眠」、「飲食」、「健康檢查」等各式各樣的健康習慣；不過請務必要了解到，這每一種習慣並非只是單獨存在，而是全部緊密關聯而形成的「一個巨大的健康習慣」。

例如，「在睡前三小時前吃完晚餐」是理想狀態，但在晚餐吃得很晚的日子裡，睡眠品質就會變差，隔天早上副交感神經的活性就會低下；而副交感神經不活絡的話，工作上就容易缺乏注意力，也無法壓抑情緒，最終便可能引發人際關係的糾紛。

在這樣的狀況下，就應該要有「切斷惡性連鎖」的想法，在隔日一早要比以往更刻意「放慢腳步」，更注意「不要讓副交感神經活性繼續低落」。

這個「小小的恢復意識」，正是我最重視的部分。

所有的改變，都要從自身「意識到」的那刻才會開始。認清自身的狀態，具有「讓身體恢復」這樣的意識後，才能透過「1：2 呼吸法」或是「有意識地喝水」來調節自律神經。

更進一步來說，在那樣子的夜晚，為了要保有「良好的睡眠品質」，就應該更刻意地、小心地做好準備，這樣的話，隔天一早就能在良好的狀態下醒來，展開「良性連鎖」。

關於極致健康法，我想傳達的就是這個「連鎖關係的概念」。

我並不是要求各位徹底遵守每個習慣，而是希望各位能了解到各個習慣間會相互牽連影響，因此，期盼各位能隨時保持「讓身體恢復」這樣的意識。

因為這才是「符合日常生活的真正健康法」。

128

**Chapter 2**

放慢腳步過生活，
健康習慣 Plus

# Chapter 3

## 慢活，
## 創造優質的人際關係

不論是從前還是現在，大家最煩惱的永遠都是人際關係。
從醫學角度來看，
究竟什麼樣的溝通方式是最健康的呢？
我現在要告訴你的答案，以往從來沒人提過，
那就是以自律神經為基礎的「和他人的相處方式」以及「控制情
緒的方法」。
知道這個祕訣的話，你的煩惱馬上就少了一個。

# ■ Don't Believe Anybody

在第三章中我打算談談人際關係。

在「健康法」的書裡講「人際關係」？可能有些人會覺得怪怪的。不過對自律神經而言，從人際關係中產生的問題正是其最強大的敵人。

好比說「戀愛」吧。

我並不打算談論「戀愛」是好是壞，只是如果單以「調節自律神經」為目的來思考的話，戀愛會是個好例子。如果真心喜歡一個人，交感神經會自然活絡起來；再者，當懷疑自己的男女朋友（或是自己的妻子、丈夫）「是不是出軌」時，交感神經亦會變得活絡，晚上當然也就會失眠了。

而在副交感神經活性沒有充分提升的情況下，翌日，身體狀況便會不好，工作效率也會低下、注意力亦無法集中。

雖然，「戀愛」只是極端的例子之一，不過人際關係確實是讓自律神經混亂的主因。

例如在工作上，當我們指示部下工作時，只要一想到「為什麼這傢伙這麼笨」的瞬間，血液就會變濃稠，交感神經便會活絡。結果，當血液循環變差後，葡萄糖無法順利送到腦部，判斷能力因此下降，進而無法控制自己的情緒，最後就會自然而然的罵出：「為什麼你這麼笨！」

如此一來，交感神經又會更加過度活絡，結果就是讓周圍的緊張感增加，使得職場全體人員的自律神經平衡就此崩壞。

這真的是最糟糕的連鎖反應！

所以，這絕不是和自己無關的事。我是自律神經的專家，從我的角度來

看，「健康和人際關係」有著密不可分的關係，而且彼此更會交互影響。

## 到達英國的第一天，就聽到一句震撼人生的話

在思考人際關係時，我總是會謹記一句話，那就是「Don't believe anybody」。

或許有人會覺得「誰都不要相信！」這種想法很冷漠，但是這句話裡卻蘊藏了很深的含意。

之前曾經說過，當我在英國的醫院工作時，曾遇到一位叫做Mark Stringer 的優秀醫生。而事實上，在我去英國的第一天，他最初傳達給我的訊息就是「Don't believe anybody」。

那一天，他看到從日本去的我，在完全不知道我的個性和工作態度的情

況下，就斬釘截鐵地跟我說：「我完全不相信你。」

當然，我那時只覺得「這個人怎麼那麼討厭」，在初次見面就說那樣的話，再怎麼說這樣也太沒常識了吧。

不過，他完全不在意地繼續說：

「現在，我教你外科的基本，那就是『Don't believe anybody』。」

老實說，在那個當下我並沒有理解他這句話的真正含意。

不過，在後來跟他一起工作的過程中，以及走過一段人生旅途後，我慢慢打從心底理解並接受：「原來如此，確實是『Don't believe anybody』呢！」

我們外科醫生在做手術時，自身要負擔起所有的最終責任。在攸關性命的現場，絕對不允許有任何「動搖」；一旦動搖的話，自律神經就會混亂，判斷就會出錯，那也正意味著「患者會死」。

但是，不管在什麼場合，總是會有一些小狀況或是預料之外的事情發生。手術室裡也不例外。

在那個當下，最容易動搖自身情緒的因素是什麼呢？那就是「他人初步犯的錯誤」。

你一定也有過這樣的經驗。在一個很重要的場合中，有人犯了初步的錯誤；在遇到那種事的瞬間，一定會想：「為什麼會犯這麼簡單的錯誤！」、「怎麼會忽略那麼基本的部份！」、「本來就應該要做好準備吧！」，因而憤怒至極。

氣到七竅生煙講的就是這樣的情形。

但回到手術現場，這樣的憤怒情緒對患者而言並不會產生好的結果，即使再怎麼生氣，情況也不會好轉。

在錯誤和問題發生時，最需要的，是一顆冷靜的頭腦，如此才能選擇最

好的對策並加以執行。

換句話說,這時需要的正是副交感神經活絡、血流順暢的狀態。

而為了要創造出這種狀態,就需要「Don't believe anybody」這樣的想法——不管是誰、犯了怎麼樣的錯誤,結果都還是「相信旁人的自己」不對。只要有這樣乾脆果斷的覺悟,就能做好萬全的準備和確認,之後,不管在什麼時候、發生什麼事情,就都能保持冷靜的態度了。

我到現在也還是非常重視這句話。

## 不為人際關係煩惱的祕訣,就是「保持頭腦冷靜」

「誰都不要相信!」聽起來好像很冷漠,但這絕不是要你在人際關係上變得疏遠的意思。充其量只是為了要讓自己的頭腦保持冷靜,讓自律神經安

定所使用的字眼（想法）而已。

身處高位的人，由於遇到各種問題的機會也多，因此這種人更需要隨時抱持著「Don't believe anybody」的想法。

雖然沒有必要特別對著誰說「我完全不相信你」，不過在心裡某處，一定要想著「Don't believe anybody」，不管發生什麼事都要冷靜處理。

這樣的心理準備（或者說是覺悟）是必要的。

在情感上，「相信人」是一件很棒的事；不過從醫學角度來看，我誠心建議「Don't believe anybody」。

如果真的能夠這樣保持頭腦的冷靜，就應該可以減少因人際問題而造成煩惱的機會了。

可能有人會覺得，為了「放慢腳步生活」這個目的而採取「誰都不要相信」的想法，兩者間似乎有點違和。但我本身就是如此，一邊秉持著

「Don't believe anybody」的想法以保持冷靜，同時也刻意保持「隨時放慢腳步」的意識過著生活。

# 神奇溝通術的祕密：調節對方的自律神經

無論是誰，每個人都會希望對方「能聽我說」、「能理解我」。

為了達成這個目的，最重要的就是「要讓對方處於能聽得進的狀態」。

舉例而言，假設我要跟來找我的病患說明病情，但由於這個病患處於不安、輕微歇斯底里的狀態，所以就算我跟他說了，他也不會聽進去。

在說話時，最重要的，就是要讓對方能在平心靜氣地傾聽氛圍下進行。

進一步而言，**使對方的副交感神經活絡、血流順暢，就是讓對方能把話聽進去的最大祕訣。**

常會看到上司對部屬用很快的速度滔滔不絕地說話，也不知道他是在指

# 把你的自律神經狀態傳染給對方

　　自律神經的狀態本來就是會傳染的。

　　大家應該都有過這樣的經驗，當身旁有一個人因為要上台發表而非常緊

　　導對方、還是在下指示，但老實說那樣一點意義也沒有，對雙方而言都不會有任何的好處。

　　對上司而言，用很快的速度滔滔不絕地說話時，交感神經一定會過度活絡，因此會失去冷靜的判斷力，變成沒有辦法正確說出「真正該說的話」。

　　另一方面，（被認為是在）聽上司說話的部屬，他的交感神經也會處於高度活絡，沒辦法做好接收情報、吸收情報的準備。

　　結果，這樣的溝通就變成只是單純的情緒宣洩，沒辦法得到任何效果。

張時，自己也會受到影響，跟著緊張起來。

這就是自律神經（的混亂）在互相傳染。

也就是說，想要對方聽自己說話，首先就必須喚醒自己的副交感神經，

然後把這種平靜的狀態傳染給對方。

此時，最有效的方法就是「**慢慢說**」。

首先，你先試著刻意把自己說話的速度稍微放慢。

只要這麼做，就可以讓「雙方的關係」、「對方傾聽的態度」產生很大的改變。

如同在本書中提過好幾次的，**刻意「把說話速度放慢」是很重要的**。

從這個想法產生的瞬間開始，自律神經就會開始調節。進入這樣的狀態後，你就能恢復平靜，然後把這樣的狀態傳染給對方。

所以，不管是在一對一交談中、還是在會議裡發言、抑或是在很多人面

前發表言論，不論是什麼場合，請在要開始說話的前一秒告訴自己：「慢慢

說吧！」

要這樣說給自己聽，對自己催眠。

只要這麼做，副交感神經就會活絡，不論是說的人、還是聽的人，緊張

感多少都會降低些。

若說到「很會說話的人」，大家的第一直覺可能都是想到那些用很快速

度啪啦啪啦說話的人；但如果你仔細觀察，就會發現真的很會演講的人、或

是很會說服別人的人，他們都會把「重要的事慢慢說」。

如果你只是想要發洩情緒的話就算了，但如果想要確實傳達內容給對方

的話，請務必要放慢說話的速度。

從醫學觀點來看，這才是最有效的溝通祕訣。

# ■「好像快要生氣」時，我該怎麼辦？

從這一節開始，要來談「憤怒的管理」。

當我們憤怒的時候，血液會變得濃稠，交感神經活絡，血管收縮、血流不順，這些先前都曾提過，相信大家也都知道了。

所以不管是在工作上，還是為了健康，最好都不要「生氣」。

不過，我雖然這樣說，但其實到幾年前為止，我都還是一個不管遇到什麼問題就憤怒不已的人。

可是，當我看到生氣時的自律神經數據和血流狀態時就知道：「在這樣的狀態下，馬上就會產生血栓，導致死亡」。

144

請再次清楚的認識到，「生氣」就是這麼一種會對身體造成巨大損害的情緒。

# 年紀越大就會越難以控制情緒

管理憤怒是一件很難的事。

人們常說「年紀越大，越容易生氣」，從醫學角度來看，這是真的。年齡到了四、五十歲以後，副交感神經的活性會越來越低，情緒當然也就越來越難以控制。

而話一旦罵出口，交感神經又會更加活躍，情緒便更難以控制。在這樣的惡性循環下，會對周圍亂罵一通，惹人討厭。

你身邊也有這樣的人吧。

為了管理憤怒，首先我建議「總之先沉默」這個方法。

先前提過，秉持著「Don't believe anybody」這個念頭，有時確實能有效抑制憤怒，但也會有某些情況是無法這麼順利解決的。

此時，總之就是先保持沉默。

如果自己覺得：「啊，好像快要生氣了！」那請先徹底的保持沉默。

「自己覺得快要生氣」→「這樣覺得的話，就沉默」

這個流程非常重要。

人的憤怒是一件很不可思議的事，在自己覺得「好像快生氣」的瞬間，氣其實就已經消了百分之五十。在生氣的瞬間，交感神經會立刻活絡起來；可是在客觀看待「自己好像對此事快要生氣」的瞬間，副交感神經又會重新恢復活性。

在這個階段，只要刻意保持「總之先沉默」的念頭，憤怒就會慢慢消

失，副交感神經也會再度活絡。

至於要怎麼處理眼前發生的事情（憤怒的起因），就等副交感神經活絡、血流順暢之後再慢慢想就好了。

也有很多情況是會讓人想當場亂罵一通，不過此時請先冷靜，沉默看看。這種做法明顯有益於健康，而且人如果不是處於健康狀態的話（血流順暢、腦部功能正常運作），就沒辦法讓事情往好的方向發展。

總之請先沉默，等氣消了後，再想想要講什麼。

請刻意保留這樣的時間間隔。

## 一旦憤怒，就會讓自律神經持續混亂三～四個小時

既然提到憤怒，就順便補充一點：因憤怒而混亂的自律神經狀態會持續

多久呢？

當然，每個人都不同。不過一般而言，憤怒所引起的自律神經混亂大概會持續三～四個小時。

雖然表面上看起來確實已經不生氣了，但自律神經一旦陷於混亂，就不會那麼容易恢復到原本的狀態。三～四個小時，那可是一段很長的時間呢。

請這麼想：如果一早就生氣的話，那麼最少在中午前都無法恢復，專注力和思考力也會明顯下降；再者，如果一天生氣個兩次的話，那一整天就算報銷了吧。

憤怒對健康既不好，在忙碌的生活中又會徒然浪費一天，還真是一無是處。

對於領導者或經理等身負重任的人來說，他們的壓力當然很大，由於帶領著眾多的部屬，自然也就會有許多令人生氣的地方吧。

但是從醫學角度來看，生氣也無法解決任何事情。

其結果往往只是降低自己的成效、打亂周圍人們的自律神經平衡、使整體的效率變低、浪費時間、並讓健康狀態惡化而已。

總是爆怒的人請一定要認清「這個事實」。

# ■被罵時，打開「檢驗的開關」

上一節談到的是「自己生氣時的狀況」，那在這一節就來談談「被罵時的應對方式」吧。

被罵，也會讓人陷入自律神經大亂的情況。

人在被罵時會產生很多複雜的情緒，反省、沮喪、懊悔、傷心等各種情緒會紛紛湧現。從自律神經的角度來看，「情緒動搖」不是一件好事，因為當人在有情緒反應時，交感神經會活絡，血流不順，腦部機能會無法正常運作。

# 被罵時，先開啟檢驗開關

因此我在此建議：「總之先開啟檢驗開關」這個方式。

當我們面對「被上司罵了」、「接到顧客投訴」、「客戶有抱怨」……等

各式各樣的挨罵情境時，請先不要變得情緒化，而應馬上展開自我檢驗。

在感覺到「啊，被罵了」的瞬間，不要想太多，馬上開啟「檢驗的開

關」吧。

例如，可以問自己以下幾個問題：

• 我真的應該因為這個問題而被罵嗎？

• 如果我確實應該因這個問題而挨罵，那到底是哪裡不對？怎樣不對？

• 要如何才能處理這個問題呢？

- 對方最生氣的是哪一點？

- 又要如何才能不再犯下同樣的錯誤？

- 如果不是自己的問題，那麼為什麼這個人會對我生氣呢？

就像這樣，總之請先分析狀況，做出檢驗。

當然，不管是誰，只要被罵了，回到座位後也同樣會做出類似的「自我檢驗」。

可是，那就已經太遲了。

身為一個自律神經的專家，我強烈建議，一定要在「被罵的當下」檢驗自身。

理由很簡單，因為自律神經一旦出現混亂，之後要恢復原狀就很難了。

如果因為被罵而讓交感神經活絡的話，就算回到位子後想自我檢討，也會變得不容易冷靜思考。

那時或許就會認為「為什麼我非得被說成這樣不可！」而感到生氣，或是覺得「為什麼我會犯這麼簡單的錯誤！」而變得沮喪——在自律神經平衡被打亂的情況下面對問題，只會讓情況更加惡化而已。

總歸一句話，「從一開始就不要讓自律神經混亂」，這點非常重要。

也就是說，最佳的預防對策就是「打開檢驗的開關」。雖然臉上露出溫順的表情，但頭腦還是要不斷冷靜地自我檢驗；不要正面接收對方的情緒，只要一直反問自己就好了。

請一定要採取這種處理方式，讓它變成一種習慣。

# ■ 把煩惱變「有形」，輕鬆避免不安情緒

煩惱是造成自律神經混亂的主要原因。

不用醫生說大家也都知道，在人際關係上出現問題、或在工作上有所不安的話，交感神經就會活絡，副交感神經功能也會偏低，因為那是一種持續緊張、激動的狀態。

在這種情形下，我建議採取的方法是：「不管如何，先把所有事情寫下來」。

「在頭腦裡思考」的這個行為，本來就有一種「無法做好整理，容易在原地打轉」的特質。

大抵上，讓人煩惱的事情多是陷入某種狀況，或是「無法馬上找到解決方案」，抑或是「雖然有解決方案，可是無法執行」。

而不管是哪一種，都很容易進入「怎麼辦……，可是什麼都沒辦法做……」這種在原地無限打轉的循環體系中。

可是，如果像這樣不斷在同一件事情上打轉的話，就會造成自律神經的混亂，進而使得血流不順、頭腦無法正常運作、情緒無法控制等情況，這樣下去，假如仍繼續煩惱，就會讓思考更加混亂，最終演變成更壞的結果。

## 「無法具象」的東西會讓人不安

所以，請暫時把思考拋在一旁，先將一切都寫在紙上吧，不管是什麼狀況或情緒，全部都先寫下來。

像這樣，「**把問題具象化**」是很重要的。

和主管之間的問題、顧客的投訴、與部屬間的人際關係、家人的事、小孩的問題、金錢上的煩惱等，不限於人際關係，不管是什麼內容都沒關係。不管什麼煩惱、問題都可以，只要是那些讓你猶豫或是斟酌再三的事情，就把它全部寫下來。

實際付諸行動後就會知道，寫下這些問題的時間，最多只需要五～十分鐘而已；但是在腦袋裡思考的話，可能就得花上三十分鐘、一個小時、甚至一直無邊無際的想下去……，這麼長的時間，在書寫上來說是不可能的。所以寫寫看吧，你將會大感意外，只要五分鐘，你就可以把所有的問題寫完。

如何，這下你知道「思考」就只是在原地打轉了吧！

不過，即便寫下了煩惱，但老實說我並不知道「是否就可以因此解決」。這樣說起來好像很不負責任，不過「煩惱是否解決」，會依個案不同

而不同，這個問題我無從置喙。

但不論如何，**把煩惱寫在紙上，讓它「有形」化，並藉由第三者的立場來看這些煩惱的話，確實是有助於調節自律神經的。**

這點我可以用醫生的人格保證。

在腦袋裡，問題不會形成具體的形象，只會一直無限迴圈，讓人不安；

但只要一寫下來，使其變成有形之物的話，心情就能稍微安定下來──最重要的，正是要獲得這種「稍微的安心感」，之後再來面對問題就好。

動手寫時，請不要思考太多，只要專心把想到的事直接寫在紙上就好。

如果是心裡想著「為了解決問題而寫」，那反而會有無形的壓力。所以應該要以「反正就是寫，讓它變得『有形』」、「確認煩惱以調節自律神經」等心情，很單純地動手寫下來就好。

想要解決煩惱的話，就必須在血流順暢、葡萄糖能確實輸送到腦部時，

才有辦法做到；也因此，必須先創造出這樣的狀態，才能面對問題。

這是從醫學角度來看，最合裡的方法。

# ■計劃性的宣洩不滿

只要有工作，就會遇到很多令人想要抱怨、想要宣洩不滿的時刻，簡單的說，這些都是「生氣的瞬間」。

我原本也是個急性子的人，所以常有這樣的情況發生。

可是如果順著那時的情緒而爆發憤怒和不滿的話，不管是在人際關係上、還是在健康方面，都得不償失。

這裡我想要建議一個習慣，就是：「要有計劃性的宣洩不滿」。

如同字面上所說的，在心中升起憤怒、不安、埋怨不滿的瞬間，並不是馬上吐出「感覺和內容」，而是要暫時思索一下「要在什麼時候、哪裡、什

麼時間點、以何種方式說出不滿會比較好」，要透過這樣的方式來訂立計劃

與實行。

如果能有這樣的緩衝時間，就暫時不會在交感神經過度活絡的情況下抱

怨不滿了。

## 為「沒有出口的怒氣」找個「出口」

那麼，接下來要講具體的方法。

如果聽到「先思索不滿，然後再計劃性地說出吧」，相信大多數的人都

不會說「原來如此，接下來就這麼做吧」，而應該都是想「就是因為沒辦法

這樣，才煩惱啊」。

我非常了解大家的心情。

就我的經驗而言，我也是一遇到令人生氣的事，就會很想「當場」把那樣的憤怒處理掉，如果萌生的憤怒沒有宣洩出來的話，就會讓沒有出口的怒氣在自己的心裡嘆滋嘆滋持續沸騰。

因此，我想到的方法是：**為「沒有出口的怒氣」找個「出口」**。做法真的很簡單。

在一天結束、工作即將告一段落前，設定一個「**思索時間**」，所謂「思索時間」是指計劃「該怎麼向對方表達自己的憤怒與不滿」的時間。

這是很單純的發想，不過出乎意料的，對壓抑情緒卻非常有效。

• 當部下犯錯，頓時感到一股火氣往上衝。

• 出了某個問題，不安在心裡逐漸擴散。

當發生這類事情時，我們會因為看不見「目標」（解決對策）而大大感到不安，這就是所謂的「沒有出口的怒氣」或是「看不見的不安」。

在這樣的不安定狀況下，我們的自律神經就會混亂、血流變得不順，於是，我們就會在思考品質下降、無法控制情緒的狀態下面對問題。

可是，在這樣的狀態下面對問題的話，不僅找不到解決方法，還會讓情緒更加不穩定。

再加上，四、五十歲正是副交感神經活性容易下降的年紀，而一旦副交感神經活性下降了，就會有三個小時無法回復過來。所以，只要出了一點小小的麻煩，就會讓我們浪費掉半天的時間。

為了不要掉進這樣的陷阱裡，先設定「暫時性的目標」吧。

那也就是一天結束前的「思考時間」。

部屬犯錯時，你會想：「搞什麼嘛！」

但是，在那個瞬間就要馬上決定：「等到『思考時間』再來想想要怎麼解決這個問題。」

人的思慮是一件很不可思議的事，只要一下決定，思考就可以暫時停止。也就是說，可以讓自律神經暫時停止陷入混亂的狀態。

## 「調節好自律神經後」，再來面對問題

事實上，在「思考時間」裡要如何面對問題、如何解決問題，都已經不重要了。因為此時的自律神經已經達到協調、血流也順暢，只要在這樣的狀態下就能盡可能想出最好的方法。

如果到了此時仍是有所不滿的話，就請先用冷靜的頭腦想出最有效的方法：「對誰說？怎麼說比較好？要在什麼時間點說出不滿比較好？」

不過就我的經驗來說，在事後回想問題時，常常也會跟著自我反省，發

現「我自己也有問題啊」。

講一個實際發生的小例子。

有次有幾位客人來找我，我跟助理說：「請你去買三杯咖啡、一杯紅

茶。」

三杯咖啡和一杯紅茶，這其實是很簡單的任務。

可是，他買來四杯咖啡……

在那個瞬間，「你到底怎麼聽的！」、「連小學生都不會犯這種錯誤

吧！」等念頭瞬間閃過我的腦中，如果是以前的我，一定會當場爆發。

可是當場爆發的話就太過幼稚了，也會讓客人覺得過意不去。所以我把

問題留到了「思考時間」再想。

就這樣，當我把事情擱置一段時間後再回想時，就覺得「相信他的我

也有不對的地方」，因為在本章的第一節就講過，所有事物的根本原則是

「Don't believe anybody」；換句話說，如果一開始我就能充分理解這個大原

則的話，就會採取更確實的方式傳達消息，或許寫字條給他會更好。

上面所述，雖然是個很小的例子，不過在這世上有很多事情都是類似這

樣，不是嗎？只要把這次得到的教訓活用到下次就好。如果那時當場罵他的

話，絕不會有什麼好結果。

只要是過生活，就一定會常常感到憤怒或不滿。可是即使把那些情緒都

爆發出來，大部分的事情也還是無法解決，不僅如此，還會讓事情更惡化、

讓周遭的氣氛變差、更嚴重的問題是──不利於自己的健康。

所以，只要一有怒氣和不滿時，當下請先沉默，把困擾擺到「思考時

間」去吧。

接著，做約兩分鐘的「1：2呼吸法」，喝口水，如果有時間的話也

可以看看天空，然後，就當做什麼事都沒發生過，繼續做該做的事。

比任何事情都重要的，是不要讓自律神經混亂。

然後，不管有任何煩惱或問題，都等自律神經調節好後再去面對。

這才是最合理的「面對問題的方法」，也是最好的「控制情緒的方法」。

而且，這才是「放慢腳步生活」的真諦。

Chapter
3
慢活，
創造優質的人際關係

# Chapter 4

# 正確管理時間，
# 改善「人生品質」！

為了要放慢腳步生活，時間的分配很重要。
在什麼時間？做什麼事？
事實上，只要重新審視這個組合，
每分每秒的效率就會驚人的成長。
這是醫生傳授的「配合身體狀態的時間管理術」。
跟著做，你的生活也將跟著改變。

# ■ 把握戰鬥力最強的「黃金時間」

最後的第四章以「正確管理時間，改善『人生品質』」為主題，從醫學的角度來解說「時間管理術」和「面對不安的處理方法」。

市面上許多經營管理、自我啟發一類的書裡都會提到時間管理，可是幾乎沒看過有哪本書是從醫學角度來論述「最合理的時間管理術」。

因此，希望本書所論述的內容能提供給各位做參考。

人的身體，本來就會有時處於適合思考的狀態、有時處於不適合思考的狀態。

閱讀本書至此的讀者們應該也大該可以猜想得到，在交感神經活絡的狀態下，是非常不適合思考的；此時心跳加速、血管收縮、血流不順，所以葡萄糖無法充足被輸送到腦部；再加上呼吸變淺，要不斷換氣，所以專注力也會降低。在這樣的狀態下，就算再怎麼想思考，頭腦也不會運作。

與其相反的狀態是，當副交感神經活絡、交感神經活性卻偏低時，其實也不適合做創造性和思考性的工作。比如吃飯後和睡覺前，就是這個時間段的代表例子。

那麼，什麼樣的狀態才是最適合做創造性和思考性的工作呢？

答案就是「**交感神經、副交感神經兩者都維持高度活性的時候**」。

聽到這個答案，一時之間或許很難理解，但簡單來說就是「早上」的時候。

# 浪費掉戰鬥力最強的「黃金時段」，一整天的效率就會大幅降低

人在早晨時，會從副交感神經活絡的狀態切換到交感神經活絡的狀態，這是身體為了要開始一天的活動，而開始踩油門。

之後，副交感神經活性會逐步下降，不過在中午前副交感神經的活性都還可以維持在高水平。

也因此，這個時段除了血流順暢、葡萄糖可以充分被運送到腦部之外，同時也藉由交感神經的作用，讓身體處於適合活動的狀態。

早上就是這樣的狀態，真的是思考的「黃金時段」，也可以把這段時間比喻成一天裡的「戰鬥時間」。

一定要在這段時間內做「最需要用腦的工作」，像是要思考新的企畫案、精確查出問題點並尋求解決方案、分析情報並研究出新的戰略等，總之「需要用腦的工作」都應該在這段時間內進行。

在這個腦袋最靈光的「戰鬥時間」裡，如果拿來做些寄信、連絡、或報告等工作，從醫學上來看是非常沒有效率的。

特別是四、五十歲的人，由於是副交感神經活性開始下降的年紀，只要錯過「黃金戰鬥期」，當天的成果就會大幅下降。

時間管理的基本原則是「**在適當的時間裡，分配最適當的工作**」。

依照工作內容和職場的不同，有很多工作可能無法完全按照自己的意思分配時間；不過在允許範圍內，「在戰鬥時間裡做思考性工作」，這是你需要最優先考慮的時間管理方法。

千萬不要浪費掉「黃金戰鬥期」。

# 把時間分段，在前一天決定好「要做的事」

接著下再往下細談，來想想「黃金戰鬥期的使用方法」吧。

人的注意力本來就只能持續一個半小時，這在醫學上、體能上都已經被證實了（即使每個人會有些微差異），想要兩個小時、三個小時以上的長期集中精神是不可能的。

因此，在中午前做「用腦的工作」時，必須把這段時間再細分為兩段或三段時間。

要分成兩段或三段，依個人方便即可。我通常會採取「三段切割法（一個小時一段）」。

1.九點到十點。

2.十點到十一點。

3.十一點到十二點。

我會事先決定在這三個時段裡「分別要做什麼」。

事實上，「先決定」這個行為很重要。

早上到公司後才開始想「今天要做什麼呢」，這樣就會浪費「戰鬥時間」；而且「要做什麼呢」這小小的猶豫，也是讓副交感神經活性降低的原因。

所以，要做哪些事情應該在前一天就想好，盡可能在很順利、沒有多餘負擔的狀態下開始一天的工作。

如此一來，就能在自律神經協調的狀態下展開工作，馬上就能進入理想的精神集中狀態。

大家可能會覺得這只是微不足道的小事，但如果想要穩定發揮優秀的能

力，就必須持續關注到這些細微的地方，確保副交感神經的活性能維持在高水平（或是不要下降）。

## 在工作空檔，做一些「提昇副交感神經活性的訓練」

上段有提到要將時間分段，而在每段時間結束後（一個小時～一個半小時），一定要休息一下，做些讓副交感神經活性提昇的訓練。

最簡單的方式是「1：2呼吸法」，而緩慢地上下爬一層樓梯也不錯。上下爬樓梯和健走一樣，有「噠、噠、噠」的律動，所以能在不對身體造成疲累的程度下，有效地讓副交感神經活性自然提升。

另外，如果可以的話就到外面一趟，看看天空、吹吹風，再做一些「1：2呼吸法」。能這樣是最好的。

不管怎麼說，一個小時內集中精神做事的話，交感神經應該會活絡很多，而且坐辦公室的人姿勢都維持不變，血流也會因此不順。雖然只做一個小時的工作，通常不會有「好累～」的自覺症狀，可是身體的狀態實際上卻已經遠離「真正健康的身體」了，專注力會明顯下降。

所以，請不要忽略這個時間段中的空檔，「讓身體恢復」非常重要。

如果讓交感神經持續活絡、副交感神經活性持續下降的話，之後就很難恢復了。

四、五十歲的人更要特別注意這點。

## 四、五十歲的人，絕對需要「依照自己的身體狀況做時間管理」！

下午的時間依照工作不同（或依個人不同），可以有不同的使用方式。

我會在下午的時間安排「會談」的行程。

早上要徹底做需要思考的工作，吃點午餐後，下午再安排和人見面。

和人見面談話時，交感神經會適度活絡，所以開上一、兩個會議，每個會議約一～兩小時的話，是非常好的時間利用方式。

然後到了傍晚時，由於副交感神經在此時會轉趨活絡，不要打擾到它，要讓自己慢慢進入冷卻狀態。在出辦公室前，先只打掃桌子周邊的一個地方，完成後，就帶著平靜的心情回家。

以上即是順應自律神經的運作，最合乎醫學的「一日流程」。

當然，如果是要花很多腦筋思考的會議，那就安排到早上會比較好，或是排入定期會議，總之必須依現實狀況做適當的調整。

不過，不管如何，對我們而言，最為必要的就是**在充分了解自己身體狀況下，做出最合理的時間管理**。

說白了，四、五十歲時，由於工作的質和量都上升，但同時卻是體力反而比年輕時衰退，為了彌補這個落差，更需要嚴密考慮「在適當的時間裡做適當的事」。

「放慢腳步生活」和「依照自己的身體狀況做時間管理」，這兩件事乍看之下好像是想反的，但絕不是如此；只有更加有效率地利用時間，才能讓工作效率提高，並預防過度忙碌，也才可以讓我們達到「放慢腳步過生活」的結果。

能夠放慢腳步生活的達人們，大多都是很會利用時間的人。

希望你也能成為其中一員。

# ■ 把不安留在白天，用積極心態擁抱夜晚

在這節裡，要談一下關於睡前時間的利用方式。

在本書中已經多次提到，在工作、健康、人際關係、控制情緒等各個面向上，睡眠都很重要。

我們甚至可以這麼說：**每天的睡眠決定了自律神經的平衡，也會左右翌日的效率。**

很多因素會讓睡眠品質下降，例如「酒喝太多了」、「吃飯到睡覺前沒有保留足夠的間隔時間」等，不過這裡想特別提出來講的，是「不安」這個因素。

不管是誰，只要有「在意的事情」，就會睡不好。

只要一想到「為什麼我會做出那樣的事啊……」（對過去的不安）、「關於那件事，不知道能不能處理好……」（對未來的不安），就會在床上躺個三、四小時也睡不著。這樣的經驗應該每個人都有過吧。

老實說，人生會發生很多事，所以如果偶爾有這種情形發生的話，也沒辦法。

不過，過了一定的年齡後，於公於私責任都增加了，煩惱和壓力也隨之增加。這樣一來，「在意的事情」必然會增加，而「因為一直想而睡不著」的日子也會跟著增加。

再加上，四、五十歲後，副交感神經活性下降，本來就容易遇到「很難有好的睡眠品質」這樣的問題。這真的是個嚴峻的時期啊。

在睡前留個「反省時間」

因此，我建議大家養成一個習慣，那就是「寫日記」。

說到寫日記，可能有很多人會想「沒辦法做那麼麻煩的事啦」、「反正也沒辦法持久」。不過我並不是要大家寫多完整的日記喔！

我希望大家寫的只有兩件事：

「今天一天中失敗的事」和「讓自己感動的事」。只要寫這些就好。

真的很希望大家能養成把這兩件事「稍微做個紀錄」的習慣。

理想做法，是在吃完飯、洗完澡，「接下來只等著睡覺」的時候，花三十分鐘到一個小時的時間，安排一個安穩舒適的「一日反省時間」。

這個時間是副交感神經活絡、身體放鬆、準備進入睡眠的狀態，所以可

以在不會太情緒化的狀態下反省一天發生的事。

好好把握這段時間，首先問自己：「今天一整天，有什麼事不順利呢？」

然後很多事就會浮現在心頭，「工作沒有按照進度進行」、「和部屬及同事說話時太嚴厲了」、「讓客戶生氣了」、「對小孩太嚴苛了」等，一定會想到幾個問題。

條列式也沒關係，只是先把這些事寫下來，並沒有必要在此時思考解決方案。

在第三章〈把煩惱變『有形』，輕鬆避免不安情緒〉一節裡也有提到，總之就是先寫在紙上，只要把煩惱變「有形」，心就會暫時平靜，這樣就好了。

就算沒有解決任何一個問題，只是「把煩惱寫在紙上使其具象」，但從

中也能改變事情和自己的距離，方便我們客觀審視。

　　當然，如果對於那些問題能夠有「明天就這樣做做看」、「用這個方法試試看好了」等解決問題的想法，那就太棒了；但即使當下沒有想到任何解決的方法或方向也沒關係，只要想著：「關於這件事，就留到明天早上十點到十一點的『戰鬥時間』裡思考吧！」這樣也就夠了。只要決定好解決的時間，不安的程度就會暫時減半。

　　人們都不想面對自己的失敗或在意的問題，可是如果把這些事擱置不管的話，它們還是會在腦子裡再度出現，結果就會打擾到睡眠。

　　雖然沒有必要在晚上努力找出「解決方法」，不過先在當天面對問題，把它們「有形化」也是很重要的。

　　這就是減輕不安，導向優質睡眠的方法。

## 切換正面情緒，進入睡眠模式

寫完「失敗的事」，接下來就要寫「感動的事」、「順利進行的事」。

內容多微不足道都沒關係，總之這個時候重要的是要把心情切換到正面的情緒。

「在會議上，事情有些進展」、「和○○的溝通進行得很順利」、「可以跟主管報告好消息」、「孩子學會△△了」等，什麼事都可以，一定要寫出一件「好的事情」。

就這樣，讓一天在「好的事情」當中結束。

在就寢前的時間，反省一整天的行為，簡單寫下「失敗的事情」和「好

186

的事情」。這樣把意象「有形化」的方式，可以讓情緒不致於過度起伏，並

可當做「一天結束的儀式」，很順利地進入睡眠模式。

　　持之以恆，這個習慣慢慢會成為生活的一部分，也就不會覺得困難了。

　　剛開始時可能會覺得有點麻煩，但還是希望各位能繼續下去。

# ■ 一週間的時間利用法：
# 有效彌補體力和工作量的落差

到目前為止，談了不少「一整天的時間管理」，接下來要談談一整週的時間運用。

「隨著年齡增長，工作的質和量都增加了……」，應該很多人都有這樣的感受。和年輕時比起來，技術和經驗都提升了，所以相對的，工作的質和量也增加了，這是理所當然的。

可是，另一方面，體力卻是明顯衰退。

四十歲、五十歲人的時間管理，重點就是「彌補落差」。

這聽起來很理所當然，但實際上會刻意做時間管理的人卻是少之又少。

為什麼呢，因為四、五十歲的人要採取和「年輕時的時間管理」完全相反的思維邏輯。

## 四、五十歲的「工作落差」初體驗

在此，請你回想一下你的工作歷程。

二十幾歲時開始工作，然後會慢慢進入工作忙碌的時期。雖然確實真的很忙，可是現在回想起來，那時之所以忙碌，與其說是因為「工作很多」，倒不如說是因為「自己能力不夠」。那時正是這樣的時期吧。

在那個時期，反正就是先努力地習慣工作、讓能力提升，利用過剩的體力不斷努力。那時正是這樣容易讓人理解的時期吧。

接著是三十幾歲時，這時真的是非常忙碌的時期，同時也是技術突飛猛進的時期。和二十幾歲比起來，體力雖然稍微衰退，不過並不會明顯影響到工作。

或者應該說，此時已經累積年資、能力增加、工作效率也提升了，所以變成「漸漸可以應付忙碌工作的時期」。

然後，來到四十幾歲、五十幾歲。

我們在這個時期第一次感受到「工作增加，可是體力卻衰退」的真實落差。

這樣也就算了，偏偏此時又正是二、三十歲時生的小孩最難以應付的時期，金錢的花費也變多了，另外還有父母親的養老問題。這真的是一段面臨時間緊迫、精神紛雜的時期。

就這樣，負擔和壓力都倍增、需要應付的問題像山一樣高，但體力卻確

190

實衰退，副交感神經活性也急速下降，血流當然也就不順，專注力、思考能力、情緒控制力等各方面的能力程度也都會下降。殘念，落差只會越來越大。

一直說這些嚴肅的事情感覺真可怕，可是這也是四十幾歲、五十幾歲時，所必須面對的現實。

話說回來，面對這麼嚴酷的現實，如果還只陷於「每天忙碌生活」的話，就會忽略掉「落差」，而做出和年輕時一樣的時間管理——「把行程排得滿滿的」。

你也是這樣吧？

事實上，這是個很大的陷阱。

四十幾歲、五十幾歲的人確實擁有很優秀的能力，只是那些能力沒辦法

「長時間、大量地」發揮。

再說得明白些，這個年紀是「無法過度做事的年紀」、「只要過度做事的話，反而會讓效率降低的年紀」。

四、五十歲後，如果不綜合考量現實問題、體力問題等各式各樣的因素去安排行程的話，一定會在某些地方出紕漏。

或是在工作上出錯、或把身體搞壞、或是與家人等人際關係的分崩離析……，一定會在某個地方發生問題。

引發問題的真正原因有很多，不過我就我的分析，「所負責的事件量」和「處理能力的極限」之間的落差也多少有些影響。

## 將時間「刻意留白」

在這裡我要推薦「一個星期留白一天」這樣的時間管理法。

我自己是這麼實踐的：每週四，一整天都不安排任何行程。

老實說，我本身也是「超」忙的。我知道大家都會覺得：「與其留那麼一天，倒不如排些別的行程進去。」

事實上，在四十幾歲前，我也是一天都不休息，而把行程排得滿滿的。

可是，有天我突然發現：「這樣只是讓所有事情的效率降低而已」。因為太忙碌了，所以無法看到事情的全貌，工作上會出紕漏，也無法正確判斷事情的優先順序；同時，就是因為行程排得太滿，所以會出現無法因應臨時變更的實際問題。

結果，這樣的行程造成了不該有的壓力，反而讓自律神經混亂，效率變得更低，就這樣落入了惡性循環。

因此，我下了一個決定，就是一個星期留白一天。不是假日，而是在平日找一天，一整天都不排行程。

我也深切的知道，在忙碌的日常生活中要空出一天是非常困難的事，可是，正因為我留了這麼一天的「空白日」，才能有效掌握工作整體；更好的是，心情能因此變得比較輕鬆。

而也因為可以在空白日歸零，所以自律神經當然就會獲得比較好的調節，使得我能更穩定發揮較好的成效。

非常忙碌的四、五十歲人們可能會覺得：「在這麼忙碌的生活當中，實在沒辦法空出一天。」

但你只要做做看，一定可以的！只要你實踐過這樣的時間管理後，一定會覺得：「我怎麼不早一點這麼做呢！」

如果因為現實考量，真的無法空出一整天的話，那我建議不妨先從「把星期三下午空出來」或是「空出半天」開始。

為可以安心，所以自律神經當然就會獲得比較好的調節，使得我能更穩定發揮較好的成效。

而也因為可以在空白日歸零，所以一整週的「安心感」會完全不同。因

一開始先這樣就可以了。

如果連這樣就沒辦法的人呢？

那就試試看「星期四下午三點到五點絕不安排任何事情」，實驗性地從「空出兩個小時的空白時間」開始也可以。

總之，試著下定決心，實踐「時間留白」的時間管理法吧。

在空白的時間裡，可以綜觀一整週的工作全貌，也可以「慢慢」思考之後的方向性、做法、優先順序等事情。

如果做了這些事還多出一些時間的話，就整理一下桌子周邊，或把書架上的書重新排列也可以。只做這些事也可以讓副交感神經活化。

如果待在公司時常有人找你說話，或老是有電話打到公司找你，那也不妨帶著需要用到的資料，到附近的咖啡廳度過空白的時間。

這就是「**放慢腳步生活的工作型態**」。

對每天都很忙碌的人來說，要他空出一段空白時間或許在一剛開始會比較難，不過只要實踐的話，一定會感受到其效果。

然後應該會有「沒有空白時間，就沒辦法工作」的感覺。

# ■ 別急，「找東西」應該先這麼做！

接下來要談的是「找東西」，雖然這可能稱不上是時間管理。

從結論而言：要先確定「尋找時限」，然後才開始找東西。

在平常的生活中，一定有「欸，我把那樣東西放哪了？」、「找不到那份資料！」的情況發生，常會有需要尋找東西的時候，此時，我們就會拚命尋找。但即便在這樣的情況下，也要意識到應該是讓副交感神經活性上升（或是不要下降）。

通常我們在找東西時，一定都會在充滿「怎麼辦、怎麼辦……」的不安情緒下胡亂尋找，結果就不是那麼順利。

找東西時，最重要的，就是要冷靜。

## 交感神經高度活絡，將對尋物不利

開始尋找前，優先設定結束時間，決定「尋找到某個時間點為止」。

通常我們都是在「因為是很重要的東西，所以要一直找下去，直到找到為止」的意識下（就算是無意識的，也會在潛意識裡這麼認為）開始尋找。

可是實際上，我們不可能找上個三、四天。所以「直到找到為止」在現實上是不可能的。

但大部分的人都會給自己壓力，覺得「不管怎樣，一定要找到！」所以就會在交感神經活絡的狀態下繼續尋找。

從很多層面上來看，這都是非常沒有效率的。

在交感神經高度活絡的狀態下，血流不順、頭腦運作能力下降，所以「尋找的能力」也必然下降。在這樣的狀況下，如果找得到的話也就罷了，但如果找不到的話，就會演變成「在副交感神經活性低落的狀態下，開始思考『替代方案』」──這是最糟糕的狀況。

在東西不見時就已經夠焦慮了，之後一定無法想到好的替代方案；同時，副交感神經一旦下降，就必須花上三個小時才會恢復──總的來說，這等於浪費了半天的時間。

「找東西」還真是自律神經意外的敵人啊！

## 把「最糟的狀況」具體化

在發現「欸，怎麼沒看到○○！」的瞬間，最重要的是在當下就決定

「找東西」的「結束時間點」。

在開始尋找東西前，就要決定「反正先努力找個十五分鐘，如果找不到的話就馬上來想替代方案」。

這個「決定」是重中之重。

只要能決定這樣的緩衝時間或是結束時間點，就可以安心、專注地展開尋找，即使是在「需要的東西不見了」的危急狀況下，也能夠比較冷靜地讓頭腦運作。

然後，很不可思議的是，人只要知道「最糟就是這樣的結果」以及「具體的未來想像」的話，就能比較安心。

也就是說，讓「先找十五分鐘，如果找不到的話就馬上來想替代方案」這個最壞的狀況變得「具體、有形」是非常重要的。

優秀的經營者們在談論到風險管理時常說：「反正就先假想最糟的狀

200

為什麼他們會假想最糟的狀況呢，因為這樣會比較安心。雖然發生的事情是最糟的，不過只要變得「具體」、有先思考過其狀態，就會比較安心。

另外，在尋找東西時，也不能讓自己處於「如果找不到的話怎麼辦……」這種曖昧不安的情緒中。

即便當下的狀況非常惡劣，但也請先設定「先找十五分鐘，如果找不到的話就馬上來想替代方案」這樣明確的形式，如此才能在比較安定的心情下專心找東西。

以上正是不讓自律神經混亂，尋找東西時所該有的態度。

雖然只不過是找東西而已，但一定要先決定結束的時間、預想好最糟的狀況後，再開始尋找。

# 面對不安的因素時，更要在「令人安心的狀態下」思考

到目前為止，我們前面討論的都是找東西。在此，稍微改變一下觀點，同樣的概念在「尋找解決方案」時，也同樣適用。

請先想想在職場和家庭裡發生問題時的情形。

在那個當下，如果採取「要一直思考下去，直到想出好的方法為止」，這樣的做法是不明智的。

先前也提過，人的注意力頂多只能持續一個半小時，而可以思考的「戰鬥時間」是在中午前。另外，在飽受壓力的狀況下，交感神經會活絡，血流不順，葡萄糖會無法充分被運送到腦部，使得各種能力顯著下降。

這些都是人類與生俱來的特性。

如果不順著這樣的特性而強迫自己思考的話，只會讓效率降低而已。

假如真的是面對非解決不可的問題時，則應該先把狀態調整至能讓人發揮最大能力的程度，之後再開始處理問題。

例如，在早上九點半時召集必要的成員，並定下「十一點半結束」這個期限。

並訂定「在今天十一點時，從大家提出的方案當中，選出一個當作解決方案」，或是「如果在今天的會議中，真的找不到解決方案的話，明天同一時間再開會」這樣具體的「讓事情結束的條件」。

就像這樣，定下「讓事情結束的條件」後，人就能安心，便可以集中注意力在問題上。

團隊成員安心的話，自律神經就能調節好，大家就可以讓頭腦發揮最大程度的運用，也可以預防出現情緒化的反應。

希望大家能確實採取合乎醫學理論的開會方式、解決問題的方法，讓事情可以更有效率地進行。

不用說大家也知道，「非解決不可的問題」是一個很大的不安因素，可是，「有不安因素」和「在不安的狀況下思考」是兩回事。正因為有不安因素，所以才要盡可能創造出「令人安心的狀態」，然後才開始處理問題。

請務必記住這點。

當然家庭問題也是一樣。

如果是真心想解決問題的話，不妨放首大家都喜歡的音樂、做做「1：呼吸法」等，待副交感神經活化到某種程度後，再開始討論問題。

如果情況允許的話，也可以找一間舒適的露天咖啡廳，邊看天空邊討論。能這樣是最好的了。

遇到嚴重的問題時，可能不會有「放些音樂吧」、「到露天咖啡廳去吧」

的心情，不過從醫學角度來看，創造那樣的環境其實非常重要。只要製造出這樣的環境，就可以讓自律神經獲得調節，問題就等於解決一大半了。

# ■ 人們犯錯的「五大因素」

本書的最後，要來談關於「人們犯錯的五大因素」。

這是與自律神經息息相關的問題，也是決定「人生品質」的重要因素，所以我把這個項目放在最後來講。

各位有想過自己犯錯的模式嗎？

我曾反省過自己所犯的錯誤，發現到其中有幾個固定的模式，接著又注意到這幾個模式都是因為自律神經混亂所造成的結果。

其實本就是如此，人不會在完全沒有任何理由下就突然犯錯。

從醫生的角度來看，必然是「如果犯錯，那就代表是某個身體問題所造

成的」。

反過來說，只要知道「自己是因為什麼原因才會犯錯」，就有很高的機率可以事先預防錯誤發生。

各位不覺得這是很有趣的話題嗎？

那麼，就讓我們具體來看「人們犯錯的五大因素」。

1.沒有自信。

2.沒有充裕的時間。

3.遭遇未知的事物。

4.自己的身體狀況欠佳。

5.周圍的環境不好。

我們犯錯時，大抵都是符合上述模式的時候，請各位回想一下過去犯的錯誤，一定也是因為其中一項（或是幾項）造成的。

不用說大家也知道，這「五大因素」全是會造成自律神經平衡大崩潰的重要因素。

換句話說它們都是「**不安的根源**」。

沒有自信一定會不安；「沒有時間」而慌亂時，心裡當然也會不安；和不認識的人見面時也是一樣；要發表時也常常會因為「資料不齊」、「不清楚會場的狀況」等環境因素而產生不安；然後，如果身體狀況又欠佳的話，就會讓不安更加擴大了。

這些不安會讓交感神經活絡、副交感神經活性降低，於是就會讓人們無法達到平常該有的水準，結果就犯錯了。

雖然不能把所有的責任都怪罪於自律神經，不過如果能稍微調節好自律神經的平衡，應該就可以減少錯誤。

# 找出不安的根源

為了減少犯錯，就必須調節好自律神經；然而，為了調節自律神經，就一定要追根究底地找出「不安的根源」。

實際做做看吧，做法其實很簡單。

只要想想剛才舉出的「五大因素」裡，是什麼讓你感到不安就好，這樣你心頭一定會浮現一、兩個因素，例如「已經很沒自信了，再加上身體狀況不好，所以今天才會如此不安」。透過此，就可以進一步認識「不安的根源」。

看起來很簡單，但事實上這非常重要。

這正是本書多次提及的「有形化、具象化」的行為。

當然，只是這樣做並不會讓不安消失，「沒有自信」並不會突然改善，「身體狀況欠佳」也不是說好就能好的。

不過，光是讓「不安的根源」明確化，就可以讓自律神經的平衡獲得一定的調節，因為就如前面曾多次提及的，「意識」和「自律神經」彼此間具有非常緊密的關聯。

面對不安與自律神經的失衡時，一定要冷靜找出「不安的根源」和「五大因素」，這完全不難，只要稍微注意一下，想一下就好了。

就只是這麼做，身體便會敏感地反應，使自律神經開始調節。

## 把不安因素一個一個消除

另外還有一個方法對於事先防範錯誤也滿有效的，那就是把「五大因

素」盡可能的消除。

比如說，假設今天身體狀況欠佳，但又非得和不認識的人見面不可。在這個狀況下，你當然一定會感到緊張、不安。

光這樣就已經很辛苦了，如果又再加上沒什麼時間的話，那會陷入怎樣的精神狀態呢？我想，在各方面都讓人倍加不安、交感神經過度活絡的情況下，應該會真的陷入恐慌狀態吧。

這也正是「很容易犯錯」的狀態。

那麼，接下來就是重點了。

引發犯錯的「五大因素」裡，包含了「自己無法控制的項目」，以及「自己可以避免的項目」。在此把這兩種分開來看。

如果是已經決定「和不認識的人碰面」的話，那麼「遭遇未知事物」的這個不安因素就是必然而無法迴避。

但是，「調整身體狀況」和「保留充裕的時間出門」這些因素，則是可以比較容易去實行的；另外，好好確認「見面地點」和「準備資料」等環境因素，也是可以消的不安因素之一。

不過，如果今天只是單純地憂心「要和不認識的人見面，所以很不安」、「要在眾人面前發表，所以很不安」、「因為客戶很兇，所以很不安」，因為很籠統模糊、沒有具體形式，也就沒辦法把不安因素消除了。

所以，要利用「五大因素」，確實檢討「是什麼讓自己不安的呢？」、「哪項可以避免，哪項則不行呢？」。如此一來，即使不安因素還在，也可以讓自律神經的平衡保持在一定的水準。

只要做到「五大因素當中，可以避免的就先避免」這一點，副交感神經的活性就能提高，心情也會平靜很多。

常犯錯的人、容易緊張的人、很容易就感到不安的人，請你們一定要試

212

試看。

**把不安因素明確化，盡可能消除「那個不安因素」——**這也是為了「放慢腳步生活」的一個重要意識。

如果是因為沒有自信、沒有時間、初次體驗、準備不足所以擔心不安的話，一定要暫時停止，然後冷靜地問自己：「這當中有什麼因素是可以消除的嗎？」

在這瞬間，你的自律神經就會開始調節。

# 後記　為了獲得真正的健康

感謝各位把這本書看到最後。

後半部寫得比較不像健康書籍，用比較像是經營管理、自我啟發類書籍的樣式呈現，不過我認為不管是什麼祕訣、什麼方法，重要的是「醫學上合不合理」。

因為不管是工作上的成功，或是良好的人際關係，全部都是以「真正的健康狀態」為基礎。

既然各位已經看完本書了，就希望各位能真的養成正確的健康習慣——也就是讓副交感神經活絡，讓優質血液能被輸送到每個細胞的生活習慣。

我不會要求各位將這二十七個項目「全部遵守」，只輕鬆實踐一個或兩個都好。

然後，再把這些習慣介紹給更多的人。

這樣，就會有越來越多的人能得到「真正的健康」，就可以支撐、維持這個國家。這是我身為一個醫生，能驕傲地稍微盡點醫生職責的事。

這本書的靈魂是：「放慢腳步生活，可以走得更遠」。

這裡所說的「遠」，當然可以說是「長壽」，但也可以說是「人生的高處」。

換句話說，就是成功和幸福。

總之我們因為想要爬到「人生的高處」，所以會焦慮、著急。因為強烈地想著「想要讓自己的人生更有意義！」所以就容易猛踩油門，加快腳步。

但是，身為一個醫生（或說是身為一個人），我常想：「若有一些不同的路程也不錯吧！」

不是猛踩油門、讓速度加快，有時把排檔打到低檔，放慢腳步生活，這才是能走得「更遠（人生的高處）」的真正祕訣，不是嗎。

我是這麼想的。

你怎麼認為呢？

「放慢腳步生活，可以走得更遠。」

（ゆっくり生きれば、遠くまでいける）

不管是為了維持健康，還是為了讓你的人生更加璀璨，我都希望你能記住這一句話。

當你覺得對健康有所疑慮時、或是對人生迷網、抑或是碰到什麼困難而沮喪時，希望這本書的一字一句都能成為「小小的希望」，增加你的勇氣。這樣我也會很開心的。

216

不用著急，放慢腳步生活。

有時停下來，看看天空，深呼吸。

這些「慢活的意識」，應該可以把你引導到最美好的未來。

二〇一二年十月　小林弘幸

# 神奇的慢活療癒人生
## 小林弘幸的健康手帳

| | | |
|---|---|---|
| 作　　　者 | 小林弘幸 | |
| 譯　　　者 | 林佳翰 | |
| | | |
| 發　行　人 | 林敬彬 | |
| 主　　　編 | 楊安瑜 | |
| 責 任 編 輯 | 陳亮均 | |
| 內 頁 編 排 | 詹雅卉（帛格有限公司） | |
| 封 面 設 計 | 鄭丁文 | |

| | |
|---|---|
| 出　　　版 | 大都會文化事業有限公司 |
| 發　　　行 | 大都會文化事業有限公司 |
| | 11051台北市信義區基隆路一段432號4樓之9 |
| | 讀者服務專線：(02)27235216 |
| | 讀者服務傳真：(02)27235220 |
| | 電子郵件信箱：metro@ms21.hinet.net |
| | 網　　　址：www.metrobook.com.tw |
| | |
| 郵 政 劃 撥 | 14050529 大都會文化事業有限公司 |
| 出 版 日 期 | 2013年12月初版一刷 |
| 定　　　價 | 300元 |
| I S B N | 978-986-6152-98-6 |
| 書　　　號 | Health⁺48 |

Yukkuri ikireba toukumade ikeru fukukoukanshinkei de saikou no jinsei wo teniireru
by Hiroyuki Kobayashi
Copyright © Hiroyuki Kobayashi 2012
All rights reserved.
First original Japanese edition published by DAIWA SHOBO Publishing Co.,Ltd. Japan.
Chinese (complex) rights arranged with DAIWA SHOBO Publishing Co.,Ltd.
Japan. through CREEK & RIVER Co., Ltd. and CHINA NATIONAL PUBLICATIONS
IMPORT AND EXPORT (GROUP) CORPORATION
Chinese (complex) copyright © 2013 by Metropolitan Culture Enterprise Co., Ltd.

◎本書如有缺頁、破損、裝訂錯誤，請寄回本公司更換。

版權所有　翻印必究

Printed in Taiwan. All rights reserved.
Cover Photography: front, dreamstime / 14511485

### 國家圖書館出版品預行編目資料

神奇的慢活療癒人生：小林弘幸的健康手帳 / 小林弘幸
著；林佳翰譯. -- 初版. -- 臺北市：大都會文化, 2013.12
224 面；21×14.8 公分. (Health⁺48)

ISBN 978-986-6152-98-6（平裝）

1. 健康法　2. 生活指導

411.1　　　　　　　　　　　　　　　　　102023526

大都會文化　讀者服務卡

書名: **神奇的慢活療癒人生——小林弘幸的健康手帳**

謝謝您選擇了這本書！期待您的支持與建議，讓我們能有更多聯繫與互動的機會。

A. 您在何時購得本書：_____年_____月_____日

B. 您在何處購得本書：_____書店，位於_____(市、縣)

C. 您從哪裡得知本書的消息：
　　1.□書店　2.□報章雜誌　3.□電台活動　4.□網路資訊
　　5.□書籤宣傳品等　6.□親友介紹　7.□書評　8.□其他

D. 您購買本書的動機：（可複選）
　　1.□對主題或內容感興趣　2.□工作需要　3.□生活需要
　　4.□自我進修　5.□內容為流行熱門話題　6.□其他

E. 您最喜歡本書的：（可複選）
　　1.□內容題材　2.□字體大小　3.□翻譯文筆　4.□封面　5.□編排方式　6.□其他

F. 您認為本書的封面：1.□非常出色　2.□普通　3.□毫不起眼　4.□其他

G. 您認為本書的編排：1.□非常出色　2.□普通　3.□毫不起眼　4.□其他

H. 您通常以哪些方式購書：(可複選)
　　1.□逛書店　2.□書展　3.□劃撥郵購　4.□團體訂購　5.□網路購書　6.□其他

I. 您希望我們出版哪類書籍：（可複選）
　　1.□旅遊　2.□流行文化　3.□生活休閒　4.□美容保養　5.□散文小品
　　6.□科學新知　7.□藝術音樂　8.□致富理財　9.□工商企管　10.□科幻推理
　　11.□史地類　12.□勵志傳記　13.□電影小說　14.□語言學習（_____語）
　　15.□幽默諧趣　16.□其他

J. 您對本書(系)的建議：
_____

K. 您對本出版社的建議：
_____

## 讀者小檔案

姓名：_____　性別：□男　□女　生日：____年____月____日

年齡：□20歲以下　□21～30歲　□31～40歲　□41～50歲　□51歲以上

職業：1.□學生 2.□軍公教 3.□大眾傳播 4.□服務業 5.□金融業 6.□製造業
　　　7.□資訊業 8.□自由業 9.□家管 10.□退休 11.□其他

學歷：□國小或以下　□國中　□高中／高職　□大學／大專　□研究所以上

通訊地址：_____

電話：（H）_____（O）_____ 傳真：_____

行動電話：_____E-Mail：_____

◎謝謝您購買本書，也歡迎您加入我們的會員，請上大都會文化網站 www.metrobook.com.tw
登錄您的資料。您將不定期收到最新圖書優惠資訊和電子報。

神奇的慢活療癒人生
小林弘幸的健康手帳

北 區 郵 政 管 理 局
登記證北台字第9125號
免　貼　郵　票

大都會文化事業有限公司

讀 者 服 務 部　　　　收

11051台北市基隆路一段432號4樓之9

寄回這張服務卡〔免貼郵票〕
您可以：
◎不定期收到最新出版訊息
◎參加各項回饋優惠活動